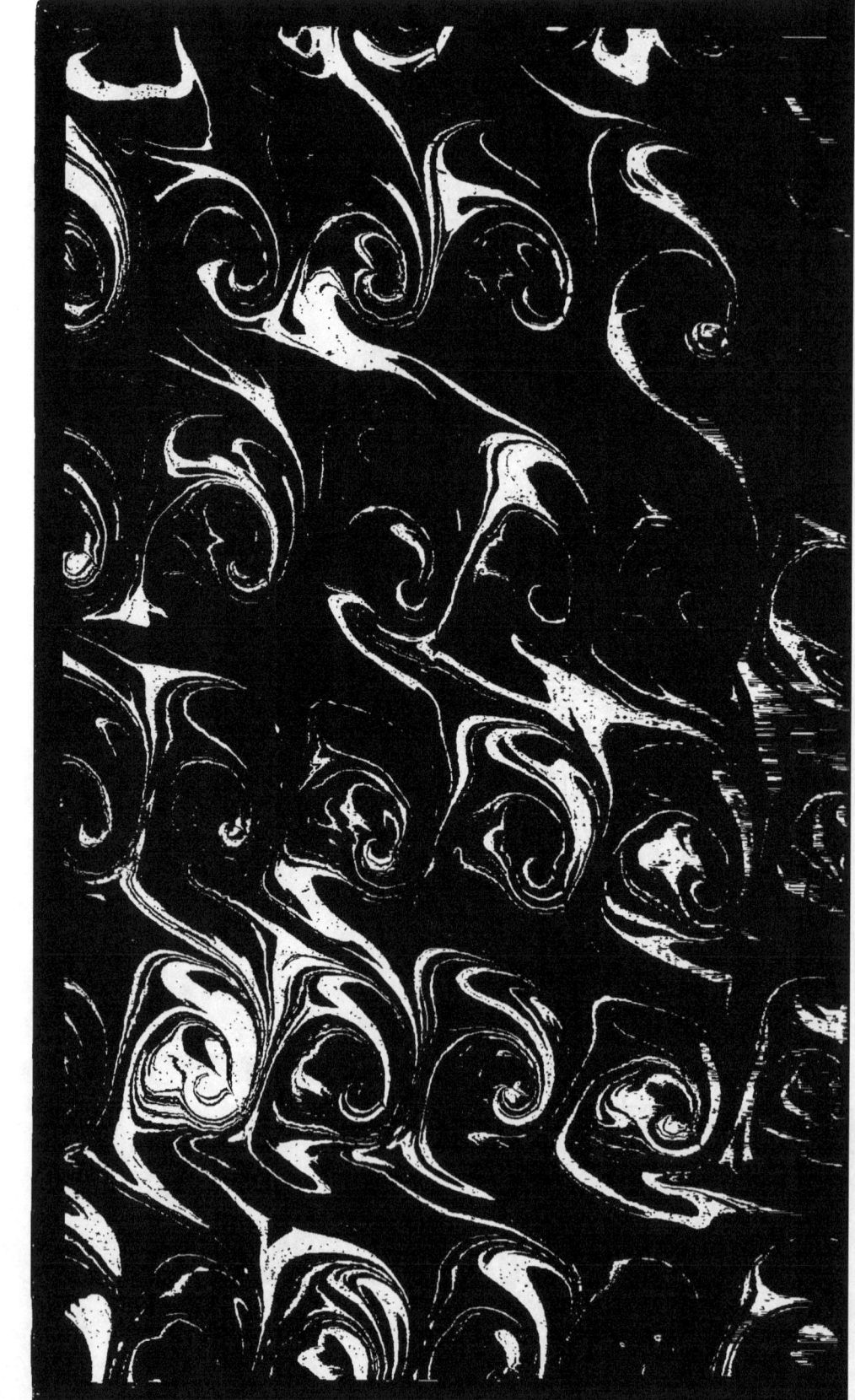

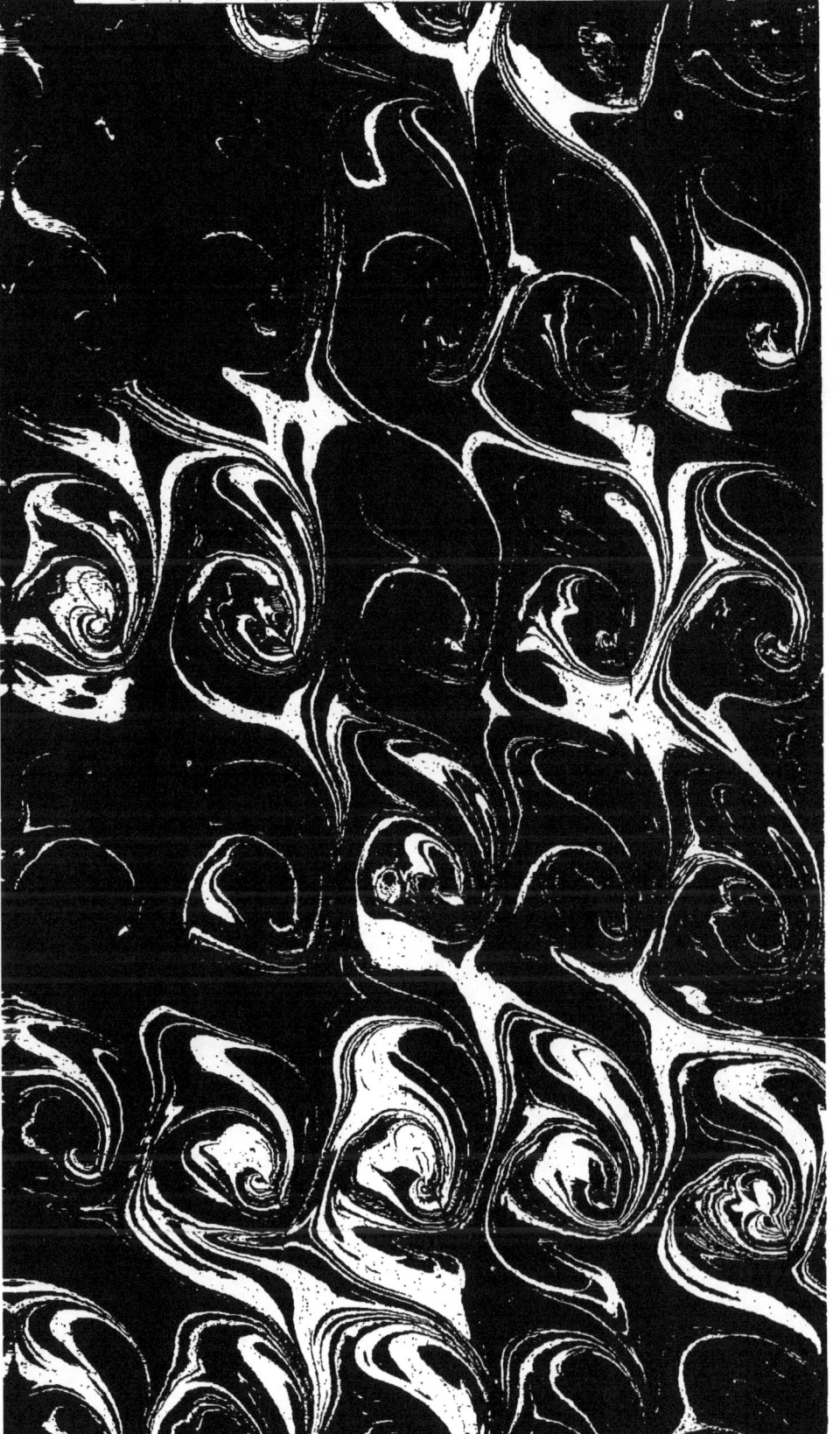

Tb⁶⁴ 36.

T. 2660.
A.b.K.

L'ANTIMAGNÉTISME

ou

ORIGINE, PROGRÈS, DÉCADENCE,

RENOUVELLEMENT ET RÉFUTATION

DU MAGNÉTISME ANIMAL.

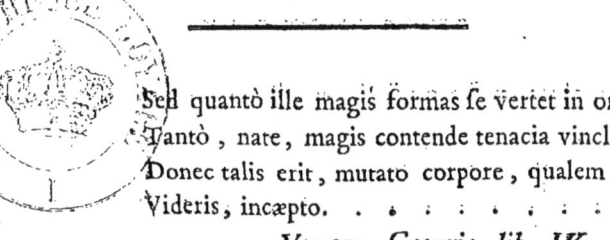

Sed quantò ille magis formas se vertet in omnes,
Tantò, nate, magis contende tenacia vincla,
Donec talis erit, mutato corpore, qualem
Videris, incæpto. . . . .
   VIRGIL. *Georgic. lib. IV.*

A LONDRES.

1784.

TABLE

DES ARTICLES ET DES TITRES.

*I*NTRODUCTION, Page 1

PARTIE I. Traces du Magnétifme Animal, dans les Auteurs, ou idées analogues à celles de M. Mefmer, 7

PARTIE II. Développement du fiftême de M. Mefmer, ou partie théorique du Magnétifme animal, 49
Propofitions de M. Mefmer fur le Magnétifme animal, & leur examen, 73
Réfumé des Propofitions, 100

PARTIE III. Pratique ou appareils des moyens mis en ufage pour l'action du Magnétifme, 113
Catéchifme du Magnétifme animal, ibid.
Obfervations fur ce Catéchifme, 120
Lettre de M. Court de Gebelin, à M. Maret, Secrétaire perpétuel de l'Académie de Dijon, fur fa guérifon par le Magnétifme animal, 135

PARTIE IV. Ou faits analogues aux réfultats Magnétifme animal, 169
Manipulations, gefticulations, ibid.
NOTICE fur Valentin Greterick, 171

Le Toucheur de Paris, 182
Appareils magiques, ibid.
Notice sur Granham, 183
Exemples de l'imagination frappée, & preuves qu'on peut voir ce qu'on ne voit pas en effet, 187
Effets des Miroirs constellés & histoire de Léon le Juif, ibid.
Autres Exemples de l'imagination frappée qui prouvent qu'au moyen du prestige, on peut opérer même des changemens dans les maladies, 195
Notice sur la Vie & les Miracles de Gassner, 198
Histoire de la guérison autentique & miraculeuse d'Emilie, exorcisée en latin, par Gassner, 209
Certificat de Charlemagne, Laboureur à Bobigny, près de Pantin, sur la Cure extraordinaire de sa maladie, opérée par Gassner, en 1776, à Pondorf, en Allemagne, 226
Résumé des faits précédens, 232
Résumé général & Conclusion, 244
Déclaration de M. Berthollet, Docteur régent de la Faculté de Médecine de Paris & de l'Académie Royale des Sciences, sur le Magnétisme animal. 247

Faute essentielle à corriger.

Page 94, guérir immédiatement les maladies des nerfs & immédiatement les autres ; *lisez*, & médiatement les autres.

INTRODUCTION.

On aura peine à croire, un jour, que vers la fin du dix-huitieme siécle, siécle de lumieres & de découvertes, un homme, on ne peut pas plus ordinaire, ait pu exciter dans Paris, pendant plusieurs années, un enthousiasme presque général; qu'il ait été même à la veille d'y former une secte. Pour avoir la clé de cet événement, il faut reprendre les choses d'un peu plus haut.

Depuis le siécle de Louis XIV, qui étoit celui du génie & de la force, il y a eu en France une décadence sensible dans les esprits, & cela devoit être. Ninon de Lenclos dans le monde, Voltaire, Buffon, Rousseau, les Encyclopédistes, par leurs écrits, ont fixé tour à tour l'attention & l'opinion publiques. Voilà les principales

Divinités qu'on a encenfées, & avec raifon; c'étoient le reftes ou les débris du fiécle précédent. Une philofophie Epicurienne a d'abord préfidé aux affemblées choifies, a animé prefque tous les écrits. Notre fiécle s'en eft reffenti. On a eu de l'efprit, de la gaieté, & de la philofophie. Mais quelques Profeffeurs de cette philofophie s'étant montrés un peu trop rudes, on a fini par fecouer leur joug; & la médiocrité, les bluettes d'efprit, les jeux de mots, & les prétentions ont fuccédé au jargon philofophique.

Les chofes en étoient là, il y a quelques années, lorfqu'un homme, doué de quelque génie, mais enclin à l'efprit de parti & au fanatifme, forma dans le filence & dans un coin de la Cour, une fecte qui a jetté des racines profondes. Je veux parler

INTRODUCTION.

de Quesnay & des Économistes. Leurs associations mystérieuses, leur ton d'inspirés, leur langage, l'esprit des allégories, quelques recherches sur l'antiquité faites dans notre siécle, & le défaut de principes ou de vraies connoissances, ont enfin introduit le goût pour les sciences mystiques, spagiriques, & pour tout ce qui est en général obscur ou caché. Il existe des sociétés dans Paris où l'on dépense un argent énorme pour s'occuper de ces sciences. On est persuadé qu'il y a dans la nature des puissances, des esprits invisibles, des sylphes, qui peuvent être à la disposition des hommes ; que la plûpart des phénomènes de la nature, toutes nos actions tiennent à des ressorts cachés, à un ordre d'êtres inconnus ; qu'on n'a pas assez ajouté foi aux Talismans, à l'Astro-

INTRODUCTION.

logie judiciaire, aux Sciences Magiques; que la fatalité, les destinées même sont déterminées par des génies particuliers qui nous guident à notre insçu, sans que nous appercevions les fils qui nous tiennent; enfin que nous ressemblons tous, dans ce bas-monde, à de vrais pantins, à des esclaves ignorans & complettement aveugles. Ils impriment fortement dans toutes les têtes, qu'il est tems de s'éclairer, que l'homme doit jouir de ses droits, secouer le joug des puissances invisibles, ou appercevoir au moins la main qui le régit.

Ce goût pour les choses voilées, à sens mystique, allégorique, est devenu général dans Paris, & occupe aujourd'hui presque tous les gens aisés. Il n'est question que d'associations à grands mystères. Les Ly-

INTRODUCTION.

cées, les Club, les Musées, les Sociétés d'harmonie, &c. font autant de fanctuaires où l'on ne doit s'occuper que de sciences abstraites. Tous les Livres à secrets, tous ceux qui traitent du Grand-Œuvre, des Sciences Mystiques, Cabalistiques, font les plus recherchés. Mais le MAGNÉTISME ANIMAL considéré en grand, est dans ce moment, le joujou le plus à la mode & qui fait remuer le plus de têtes. C'est ce Magnétisme animal qui a fait dire à celui qui croit l'annoncer le premier, que *les titres d'Homme de génie & de Bienfaiteur de l'humanité ne peuvent pas lui manquer;* qui lui a fait refuser, d'après son aveu, vingt mille livres de pension que lui offroit le Gouvernement; qui a attiré chez lui une partie de la Cour & de la Ville; enfin qui lui a valu l'honneur de compter parmi ses Partisans, Eléves, Adeptes ou Néophytes, des Savans, des Médecins, des Personnages distingués dans l'Épée, dans la Robe, &c. Tous ces faits, quand ils ne devroient servir qu'à éclairer l'avenir, méritent d'être consignés dans quelque écrit.

Nous n'avons qu'un reproche à craindre; c'est celui qu'on nous fera, à coup sûr, d'avoir pris la peine de réfuter sérieusement M. Mesmer & sa doctrine.

ANTIMAGNÉTISME ANIMAL.

PREMIERE PARTIE.

Traces du Magnétisme animal dans les Auteurs ; ou idées analogues à celles de M. Mesmer.

Le Magnétisme animal, d'après la définition de M. Mesmer, est « la propriété du corps ani-
» mé, qui le rend susceptible de l'influence
» des corps célestes, & de l'action réciproque
» de ceux qui l'environnent ; propriété mani-
» festée par son analogie avec l'aimant. »
(Voyez sa dixième proposition).

Les premières traces de ce Magnétisme ainsi défini, se trouvent dans les écrits de Philippe-Auréole-Théophraste-Paracelse-Bombast de Hohenheim, natif de Gaiss en

Suisse, du côté de la Suabe (1). Cet Auteur a imaginé & dit dans ses écrits, que l'homme, eu égard à son corps, a un double Magnétisme; qu'une portion tire à soi les astres & s'en nourrit; de là la sagesse, les sens, la pensée; qu'une autre tire à soi les élémens & s'en répare; de là la chair & le sang; que la vertu attractive & cachée du corps de l'homme est semblable à celle du karabé & de l'aimant; que c'est par cette vertu que le *magnes* des personnes saines attire l'aimant dépravé ou le chaos de ceux qui sont malades; que la force magnétique des femmes est toute utérine, (*fœmina tota matrix*) & celle de l'homme spermatique. (Voy. sur-tout son livre *de Peste*).

Jamais personne n'a dit autant d'extravagances, & n'a déraisonné avec autant de génie

---

(1) Son vrai nom étoit Höchener; il prit celui de Philippe - Auréole - Théophraste - Paracelse - Bombast de Hohenheim, comme le plus convenable à un chef de secte. C'étoit un Médecin Chymiste, Alchymiste, Astrologue & Magicien, qui couroit de ville en ville, lorsqu'il mourut dans une auberge, à Salsbourg, en 1541. On a recueilli ses Œuvres, dont la meilleure édition est celle de Genève, 1658. 3 vol. *in-fol.*

que ce Paracelse : il disoit que les talismans
sont les boëtes conservatrices des influences
célestes. Parmi ses extravagances les plus po-
mées, on trouve celle d'avoir donné les noms
& le catalogue de plusieurs Esprits, que Naudé
dit plaisamment qu'on pourroit appeller
des tiercelets de diables. Il a prétendu que les
Mages qui vinrent adorer J. C. étoient
arrivés de l'Orient sur des chevaux enchantés
en moins de treize jours. On trouve dans son
Traité *de Philosophia sagaci*, l'histoire des
anneaux magiques, celle de la cabale ou société cabalistique, qui a le pouvoir de faire
mûrir les fruits en un instant, de faire che-
miner un cheval plus en un jour qu'un autre
en trente, celui de deviner ce qui se passe très-
loin, la pensée des gens, & de les faire con-
verser, même quoiqu'absents, quand ils seroient à deux cent lieues. Il laissoit croire qu'il
avoit un démon caché dans le pommeau de
son épée ; & qu'il vivroit plus que Mathusa-
lem ; la vérité est qu'il est mort à 47 ans. Il faisoit beaucoup de cas de son laudanum, de la
mumie, dont il distinguoit plusieurs especes,

l'une spirituelle qui est une vertu secrette qui porte le baume dans les plaies, la guérison dans les parties malades; une autre aërienne, une autre terrestre, qui attirent la mumie spirituelle lorsqu'on les applique sur le corps, sur-tout l'aërienne, ou qu'on l'avale, & que lorsqu'elle est bien choisie, elle est capable de produire les effets les plus étonnans soit en amour, soit dans les maladies.

Cet Auteur a laissé encore, dans le livre qui a pour titre, *Archidoxis magica*, la maniere de faire des talismans, & la composition de deux onguens sympathiques, au moyen desquels on guérit les plaies, même sans y toucher, les malades fussent-ils éloignés de vingt milles. L'un est mis sous le nom d'*onguent vulnéraire*; l'autre sous celui d'*onguent des armes*. On les prépare l'un & l'autre avec l'usnée ou mousse de crâne humain, la mumie, la graisse & le sang humain, l'huile de lin, l'huile rosat & le bol d'Arménie. L'onguent des armes ne différe du premier que par l'addition du miel & de la graisse de taureau. Pour guérir les plaies avec le premier, il suffit d'avoir du

Animal.

sang du malade, d'en imbiber un morceau de bois, & d'en toucher l'onguent qu'on conserve dans une boëte. Quant au second, il suffit d'en frotter l'épée ou le sabre qui a fait le coup.

Qui croiroit que tout ce qui a été dit depuis sur le Magnétisme, sur la vertu sympathique des remedes, sur la transplantation des maladies, dérive de cette source, qui a donné lieu peut-être à la publication d'un millier de volumes. Telle est l'origine de toutes les idées superstitieuses qui ont infecté la Médecine dans le siécle passé, & qu'on essaie de renouveller de nos jours.

Les cures magnétiques, obtenues avec les onguens dont on vient de parler, annoncées d'abord avec emphase, parurent si merveilleuses, si faciles à obtenir, que chacun chercha à les pratiquer, à les expliquer, les uns les regardant comme un effet de la sympathie, d'autres comme un don de Dieu, d'autres enfin comme le résultat d'une vertu particuliere attachée sur-tout à l'usnée.

Paracelse venoit de lire le traité de Gilbert

sur l'aimant, dont les phénomènes ont toujours été l'écueil de la philosophie. Il en étoit imbu. Il crut appercevoir dans les êtres animés une vertu secrete, analogue à celle de ce minéral, une qualité attractive qu'ils tiroient des astres, & qu'il nomme *magnale*. (*Magnale ex astris descendit & ex nullo alio*). Quelques exemples de sympathie, d'antipathie parmi les animaux, le mouvement de certaines plantes qui semblent suivre le cours du soleil, l'action de certains remedes plutôt sur certaines parties que sur d'autres, fortifioient cette opinion. Dèslors, on ne vit plus que Magnétisme ou Attraction dans la Nature. C'est dans la connoissance de ces sortes de phénomènes que consistoit toute la physique du tems. On commençoit par des expériences sur l'aimant, on finissoit par l'examen des différentes especes de Magnétisme, de sympathéisme, d'antipathéisme, & on les adoptoit presque toujours sans preuve, sans examen. Tel est l'ouvrage de Robert Flud; tel est celui du pere Kircher, les deux plus grands Physiciens du commencement du siécle passé. D'après cette analogie supposée entre le Magnétifme minéral, & celui qu'on crut appercevoir dans l'homme, on soupçonna dans l'aimant naturel ou artificiel, des propriétés pour les maladies. Le pere Kircher dit qu'on en faisoit des appareils, des anneaux qu'on portoit au col, au bras, sur diverses parties du corps, pour les convulsions, pour les douleurs de nerfs, &c. (1) On croyoit démontrer cette analogie par l'expérience de l'épée, soutenue avec deux doigts par la coquille, & qu'on disoit tourner. Kircher se crut obligé de réfuter cette erreur par l'expérience (2). Enfin, on n'oublia rien pour établir la doctrine du Magnétisme. Mais les cures sympathiques, obtenues par la mumie, avec les onguens dont on a parlé, la transplantation des maladies, c'est-à-dire leur transmission subite du corps de l'homme dans celui d'un animal ou d'un arbre, résultats de la même doctrine, furent les objets dont on

---

(1) *Ath. Kircher Fuld. magnes sive de arte magnetica*, pag. 679, édit. de Cologne, 1643.
(2) *Ibid. pag.* 17.

s'occupa le plus. Chacun cherchoit à expliquer ces faits à sa maniere; le sentiment de l'un étoit toujours combattu par celui d'un autre. Les disputes ne finissoient point, & personne ne pensoit à vérifier, à constater ce qu'on avançoit.

Les premiers partisans de la doctrine magnétique ou sympathique, après Paracelse, furent, parmi les gens peu instruits, un nommé Rumelius Pharamond, cité par Robert Flud, Rettray, le Chevalier Digby, &c. & parmi les hommes plus éclairés, Crollius, Bartholin & Hanmann, qui proposerent leurs doutes sur quelques points. Ils furent réfutés par Libavius & Sennert, deux hommes célèbres, l'un en Chymie, l'autre en Médecine.

La plupart de ces idées avoient passé en France, où elles eurent pour partisans Loysel, Dolé, Gaffarel; mais elles y furent victorieusement combattues par de Lisle & Naudé; cependant, elles avoient jetté des racines profondes en Allemagne.

Dès l'an 1608, Goclen ou Goclenius, Professeur de Médecine à Marbourg, avoit fait paroître sur la cure magnétique des plaies un traité assez long, dans lequel il essaie de prouver que ces sortes de guérisons s'operent d'une maniere très-naturelle, qu'il cherche même à expliquer (1). Ce traité fit beaucoup de bruit dans le tems, & au point que l'onguent magnétique ou des armes, porte encore le nom de cet Auteur (2). Son ouvrage fut réimprimé en 1609 & en 1613, avec des additions.

En 1615, le pere Roberti, Jésuite de Saint Hubert aux Ardennes, fit une analyse critique de cet écrit, sous le titre d'*Anatome*, &c. (3) plaisanta beaucoup l'Auteur, & soutint que

---

(1) *Tractatus de magnetica curatione vulneris citra ullam & superstitionem & dolorem & remedii applicationem, orationis forma conscriptus &c. accesserunt antiquissimorum sophorum Rhagaelis, Thetaelis, Chaëlis, Salomonis & Hermetis periapta & signatura quibus quousque & quantum sit adhibenda fides simul indicatur. Marpurgi.* 1608, 1609, & *Francf.* 1613, in-12.

(2) Apologie pour tous les grands personnages, qui ont été soupçonnés faussement de magie, par Naudé. A la Haye, 1653, in-8°, pag. 77.

(3) *Tractatus novi de magnetica vulnerum curatione auctore Rod. Goclenio, brevis anatome. Lovanii*, 1615, in-8°.

ces sortes de cures, si elles ont jamais lieu, ne sont point naturelles, & ne peuvent être que l'œuvre du démon.

Le Médecin piqué fit à ce Pere une réponse un peu vive, qui parut en 1617, & qui a pour titre, *Synarthrosis magnetica* (1), dans laquelle il essaie de prouver que ces guérisons sont réelles, s'opèrent promptement & facilement, & qu'elles n'ont rien de commun avec le diable.

Roberti lui répliqua en 1618, par une diatribe vive, pleine de sarcasmes & de plaisanteries, à laquelle il donna le singulier titre de *Goclenius Heautontimorumenos* (2), comme pour dire, Goclen se punissant lui-même. Ce Pere soutient que Paracelse, l'inventeur de pareils moyens, étoit un imposteur; que les

---

(1) *Synarthrosis magnetica opposita infausta anatomia Joh. Roberti Jesuita, pro deffensione tractatûs de magnetica vulnerum curatione. Marpurgi*, 1617, in-8°.

(2) *Goclenius Heautontimorumenos, id est curationis magnetica & unguenti armarii ruina; ipso Rodol. Goclenio juniore nuper parente & patrono, nunc cum sigillis, caracteribus magicis ultrò proruente & præcipitante. Luxemburgi,* 1618, in-8°.

Freres de la Rose-Croix, qui se disent invisibles, ne sont autre chose que les disciples de ce magicien, & que tous ces onguens ne peuvent opérer des effets que par quelque sortilege. Il ajoute que le transport de la sorciere Canidia, traversant les airs & allant au sabat, après s'être frottée d'onguent, est beaucoup plus croyable que la guérison d'une plaie à vingt lieues de distance ; que si l'on admettoit de pareils prodiges comme une chose naturelle, on pourroit admettre aussi, sans blesser le bon sens, que le docteur Goclenius, de la chambre où il se chauffe, à Marbourg, pourroit mettre le feu au magasin à poudre de Constantinople, se rassasier des viandes qu'on sert sur la table du grand Kam des Tartares, & s'enyvrer, tandis qu'il prépare son onguent, du vin qu'on boit à sa santé en Suede ou en Dannemarck.

Goclenius soutint difficilement ces plaisanteries; il voulut y répondre; mais il ne fit que se répéter dans l'écrit qui a pour titre, *Morosophia Roberti*, qu'il publia la même année. Il ajouta seulement qu'il n'étoit ni le

B

disciple ni le sectateur de Paracelse, qu'il regardoit comme un vrai charlatan, qui avoit fait mourir un seigneur pour un mal au pied.

L'impitoyable Jésuite lui répliqua par un autre écrit qui a pour titre, la *Métamorphose* (1), dans lequel il traite Goclenius de Calviniste, &c. La dispute devenoit vive; Goclenius lui répliqua : mais en 1619, Roberti fit paroître contre lui un autre écrit, qui a pour titre: *Goclenius Magicien, sérieusement dans le délire* (2). Ce dernier coup accabla le pauvre Goclenius, mais ne le convertit pas.

Il étoit tranquille, lorsque le fameux J.-Baptiste Vanhelmont, disciple de Paracelse, qui avoit été témoin de ces débats, ne pouvant supporter plus longtems que son maître fût vilipendé d'un côté par un Jésuite, & de l'autre, mal défendu par ce Médecin, chercha à le venger, & publia en 1621, directement contre Roberti, son fameux traité *de la Cure magné-*

---

(1) *Metamorphosis Magneticæ Calvino - Goclenianæ. Leodii*, 1618. in-8°.

(2) *Goclenius magus serio delirans, epistola. Duaci*, 1619. in-12.

tique des plaies (1). Il reproche d'abord au Médecin, qu'il traite de jeune homme, d'avoir confondu la sympathie avec la fascination, & l'une & l'autre avec le Magnétisme. Il entreprend ensuite le Théologien, qu'il combat autant par le raisonnement que par le sarcasme. Il le prie plaisamment de lui montrer ses lettres de Secrétaire des commandemens de Dieu, pour savoir quand & comment il lui a révélé que ces sortes de cures étoient l'œuvre du démon. Entr'autres argumens qu'il lui fait, il lui dit que celui qui regarde ces cures comme l'ouvrage de satan, non pas parce qu'elles s'opèrent à une fin & par des moyens licites, mais parce que ces moyens lui sont inconnus, doit donc regarder tous les phénomènes de l'aimant dont il va parler, comme l'effet d'une semblable magie ; & il doit avouer alors, ou que ces phénomènes sont autant de prestiges du démon, ou

___

(1) *De Magnetica vulnerum naturali & legitima curatione*, contrà *Joh. Roberti, Societ. Jesu Theologum. Parisiis*, 1621.

reconnoître (ce qui est plus sûr) un Magnétisme, c'est-à-dire, cette propriété secrette des corps, qu'on nomme *Magnétisme*, à cause de son analogie avec une de celles qu'on reconnoît à l'aimant (1).

Il lui rappelle quelques phénomènes qu'offre ce minéral, plusieurs exemples de sympathie, d'antipathie, &c. & finit par donner la cause prochaine de la cure des plaies, opérée par l'onguent magnétique. Il prétend que cet onguent agit en attirant à soi la qualité hétérogène qui se joint à la solution de continuité qu'il y a dans toutes les plaies, & les préserve d'inflammation & d'ulcération. C'est de cette maniere, ajoute-t-il, que le monde

---

(1) *Quicumque Magneticam vulnerum curam diabolicam putat, non quia fine & mediis illicitis constat, sed quod ipsi modo incognite procedat, is etiam eodem convictus argumento omnium quæ de magneto dicturi sumus, causas quiditativas dabit, vel fatebitur magnetis operationes præstigias esse satanæ, vel saltem (quod tutius erit) magnetismum, id est, proprietatem quamdam occultam, hâc appellatione propter manifestam illius lapidis prærogativam à cæteris abstrusis & vulgò ignotis qualitatibus diremptam, nobiscum cogitur agnoscere.*

visible est sans cesse gouverné par le monde invisible.

On ne pouvoit pas défendre avec plus d'esprit une plus mauvaise cause. Roberti qui croyoit la sienne fort bonne, ne se tint pas pour battu; il fit la même année une réponse à Vanhelmont, qu'il intitula : *L'imposture magique des cures magnétiques & de l'onguent des armes clairement démontrée ; modeste Réponse à la Dissertation très-dangereuse de J. B. Vanhelmont* (1), *de Bruxelles, Médecin Pirothecnique, &c.*

Cette dispute interminable, comme toutes celles qui ont une chimère pour objet, n'étoit pas encore finie en 1625, où Goclenius, croyant toujours avoir raison, publia son livre sur la sympathie & l'antipathie qu'on observe dans les plantes, dans les animaux, &c. & à la fin duquel il ajoute

---

(1) *Curationis magneticæ & unguenti armarii magica impostura clarè demonstrata. Modesta responsio ad perniciosam disputationem J. B. ab Helmont Bruxellensis Medici pyrothecnici, contra eundem Roberti acerbè conscriptam. Luxemb.* 1621. *& Coloniæ.* 1622.

une courte défense de la cure magnétique des plaies (1).

Les choses en étoient là, lorsqu'il survint un quatrieme combattant, un certain *Helinontius*, qui persuadé que le Médecin de Marbourg soutenoit mal sa thèse, prit sa défense contre Roberti, & prétendit qu'aux preuves données pour la cure Magnétique des plaies, on pouvoit ajouter celles des raisons d'analogie tirées de la maniere dont on guérit les maladies par transplantation; c'est-à-dire, en mettant, par exemple, du sang d'un hydropique dans une coquille d'œuf qu'on tient chaudement, & qu'on fait manger ensuite avec de la viande à un chien affamé qui prend ainsi la maladie (2).

Tel est toujours le résultat des disputes dans lesquelles on prétend prouver une chose

---

(1) *Mirabilium naturæ liber concordantias & repugnantias rerum in plantis, animalibus, animali umque morbis & partibus manifestas. Adjectaq est in fine brevis & nova defensio magneticæ curationis vulnerum ex solidis principiis. Francf.* 1625 & 1643.

(2) *Disputatio de magnetica vulnerum curatione.*

inconnue par une autre encore plus inconnue, c'est-à-dire, une absurdité par une autre. Ce pauvre Helinontius avoit pris sa recette de la dissertation de Vanhelmont, lequel la tenoit de Burgraave, autre Auteur sympathique & magnétique, allemand, qui avoit renchéri sur tous les autres en fait de crédulité. Celui-ci a fait un traité dans lequel il donne, d'après les mêmes principes, la description d'une lampe qu'il nomme *Lampe de vie & de mort*, dont la lumiere s'affoiblit, se renforce ou s'éteint, selon que le corps humain avec lequel elle magnétise, est malade, bien portant, ou à sa fin (1).

Tandis que les Allemands, les Flamands se disputoient, s'entretenoient de leurs cures magnétiques, de leurs lampes mystiques, les

---

(1) *Lampas vitæ & mortis omniumque graviorum in homine morborum index : cui annexa est cura morborum magnetica, Th. Paracelsi mumia, itemque omnium venenorum alexipharmac. Lugd. Batav.* 1610. Ce Traité fut réimprimé à Franekere en 1611, & à Francfort en 1629, sous le titre de *Biolychnium, seu lucerna cum vitâ ejus cui accensa est mysticè vivens jugiter, cum morte ejusdem expirans, omnesque affectus graviores prodens.*

Anglois, les Écossois n'étoient pas tous exempts de ces mêmes visions. Un des plus étonnans personnages dans ce genre, fut Robert Flud, Écossois, Auteur d'un traité profond qui a pour titre, de la *Philosophie de Moïse* (1), lequel semble être destiné à faire accorder les passages de l'Écriture-Sainte sur la création, avec la Philosophie naturelle, mais qui a principalement pour objet les cures magnétiques. Comme cet ouvrage, qui contient beaucoup de choses singulieres, sur-tout relativement au Magnétisme animal, est devenu fort rare, on a cru devoir en donner ici une idée.

Robert Flud, dans l'origine des choses, n'admet qu'un principe ou élément primitif, d'où dérivent tous les autres, qui n'en sont que des modifications ou des métamorphoses. Cette idée, d'une grande beauté, est dé-

---

(1) *Philosophia Moysaïca, in quâ sapientia & scientia creationis explicatur. Authore Rob. Flud aliàs de Fluctibus, Armigero, & in Medicinâ Doctore Oxoniensi. Gondæ.* 1638, in-fol.

veloppée dans toute son étendue. Il considere l'ame comme une portion de ce principe, qu'il nomme *universel* ou *catholique*. Il recherche en quoi consiste la vertu attractive ou magnétique des corps, & leur antipathie. Il croit en trouver la raison dans la maniere dont les rayons de cet esprit sont dirigés. Leur émission, dans la sympathie, se fait du centre à la circonférence ; dans l'antipathie, de la circonférence au centre. Le premier phénomène est produit par des émissions de nature chaude ; celles du second sont de nature froide.

Robert Flud recherche encore d'où dépend la vertu magnétique de l'aimant. Il en trouve la cause dans l'émission des rayons qui partent de l'étoile polaire, lesquels traversant comme des torrens toute la terre, affectent particuliérement l'aimant.

Selon lui, il y a une étoile ou un astre particulier pour chaque corps sublunaire ; ainsi celui de l'aimant est l'étoile polaire. Il y en a aussi pour l'homme. L'homme considéré comme le microcosme ou petit monde, est doué d'une vertu magnétique que l'auteur nomme *Magnetica virtus microcosmica*. Cette vertu du petit monde est soumise aux mêmes loix que celle du grand. Dans les mouvemens de plaisir, le cœur se dilate & envoie ses esprits au dehors; dans ceux de haine ou d'antipathie, il les refuse, se resserre, & se contracte.

Suivant Robet Flud, l'homme a ses *pôles*, comme la terre, & ses vents contraires ou favorables. Pour que son Magnétisme ait lieu, il faut que le corps soit dans une position convenable. Après avoir examiné sur ce point, l'opinion des Auteurs, sur-tout celle de Platon, de Pythagore, d'Aristote, & d'Empedocle, il conclud qu'il doit avoir la face tournée à l'orient, le dos à l'occident, & les bras tendus, l'un vers le midi, l'autre vers le nord. Alors, ses deux principaux pôles, qui sont le pôle austral & le pôle septentrional, sont libres, & reçoivent ou envoient leurs influences. Ces pôles ressemblent, selon lui, à ceux de la terre, pour laquelle il admet deux courans, ou un double torrent, l'un septentrional, l'autre méridional. L'un emmene les rayons froids, l'autre les rayons chauds; & ils se tempèrent l'un par l'autre.

Le petit monde se divise encore en deux parties égales, par une ligne perpendiculaire qui forme son *équateur*. Le foie, & spécialement la vésicule du fiel, est le point central des rayons du pôle sud; la rate, celui des rayons du pôle nord. Indépendamment de ces pôles, Robert Flûd en soupçonne d'autres particuliers inconnus, des cercles, & des étoiles affectées au petit monde, (voyez pag. 113). L'effet du pôle nord ou de la rate, est d'attirer les sucs mélancoliques, grossiers & terrestres, & de produire des ventosités, des vapeurs noires qui resserrent le cœur, causent des angoisses, la mélancolie, la tristesse, & quelquefois la mort. L'effet du pôle austral ou de la vésicule du fiel, est d'attirer les esprits, de produire la gaité, la chaleur, la vivacité & la vie.

Outre l'action de ces pôles, il y a deux principes qui agissent continuellement sur le petit monde, & qui se prêtent mutuellement leurs secours, pour l'entretien de la liberté & de l'harmonie des parties & des fonctions. Ces deux principes, qui étoient ceux des anciens, sont la *matiere* & la *forme*. La forme est l'agent, la matiere est le patient. L'effet de la matiere est le resserrement, la concentration; celui de la forme, qui dérive de la lumiere, est l'épanouissement, la dilatation.

Lorsque deux personnes s'approchent, & que les rayons qu'elles envoient ou leurs émanations se trouvent repoussées, réfléchies, répercutées de la circonférence au centre, l'antipathie existe, & le *Magnétisme* est *négatif*. Si au contraire, il y a abstraction de part & d'autre, & émission du centre à la circonférence, le *Magnétisme* est *positif*. Dans ce dernier cas, non-seulement les maladies, les affections particulieres se communiquent, mais même les affections morales; d'où résultent, suivant Robert Flud, la distinction du Magnétisme en *Magnétisme spirituel* ou *moral*, & en *Magnétisme corporel*. Il trouve ce Magnétisme établi non-seulement entre les animaux, mais entre ceux-ci & les végétaux, & même les minéraux. Il dit que puisque des corps, comme la terre & l'aimant, qui paroissent des substances mortes, inanimées, ont leurs pôles, leurs émanations; à plus forte raison l'homme ou le petit monde, qui est animé, doit avoir les siens.

Lorsqu'il s'agit d'en donner la preuve, ou d'en faire l'application, il cite un grand nombre d'observations, qui tendent toutes à prouver les effets sympathiques ou antipathiques & la transplantation des maladies.

Parmi ces observations, les plus remarquables sont celles qui servent à constater les effets de la vertu magnétique ou sympathique de l'*onguent des armes*, & de l'application de la mumie. Il indique encore avec beaucoup de détail, la maniere dont on s'y prend pour faire passer, par exemple, la fievre, ou l'hydropisie, ou autre maladie, du corps de l'homme dans celui d'un arbre.

Les arbres qu'on préfere pour les opérations sympathiques, sont le chêne & le saule, le premier sur-tout. On enleve un morceau de l'écorce, on y fait un trou avec une tariere, & on y met dedans de l'urine ou des cheveux de la personne malade ; on recouvre le tout de l'écorce, & il arrive que la maladie dont on est atteint, passe dans le corps de l'arbre.

Robert Flud, qu'on appelloit le *Chercheur* en Angleterre, eut de vives disputes à soutenir contre les incrédules de son tems, entr'autres contre un Prêtre Écossois nommé *Foster* ou *Forster*, qui lui objecta dans une diatribe intitulée : *Hoplocrisma spongus*, que l'onguent des armes employé comme il le disoit, n'avoit aucune vertu. Robert Flud lui répondit par une autre diatribe, intitulée, *Spongiæ Fosterianæ compressio*, dans laquelle il tâche de prouver que cet onguent a des vertus miraculeuses.

Tel est le principal résultat des recherches & des principes consignés dans l'ouvrage *in-folio* de Robert Flud, dans lequel on trouve néanmoins quelques vues & des expériences neuves & curieuses sur l'aimant.

Cet Auteur y examine encore comment le diable agit dans les corps, ce qui lui fournit la matiere d'un chapitre particulier. D'ailleurs, il ne fait qu'une légere mention de la magie, de l'évocation des démons, des talismans & de l'astrologie judiciaire ; il ne parle point du sabat. Parmi les observations nombreuses qu'il rapporte sur l'effet du Magnétisme, entre les animaux & les végétaux, nous n'en citerons qu'une, qui sert à prouver la sympathie qu'il y a, selon lui, entre la plante qu'on appelle *ros solis*, & la matrice des femmes. Il dit, que si l'on met cette plante dans une eau de plantain, & qu'une femme en travail d'enfant boive de cette eau, quoique la plante ne soit pas dans la même maison, elle s'ouvrira ni plus ni moins & dans le même tems que la matrice se dilate pour opérer l'accouchement.

Le Pere Kircher, qui rend compte de l'ouvrage de Robert Flud, à la fin du sien, dit que cette œuvre ne peut être sortie que de l'école du diable. (Voyez *Ath. Kircheri Fuld. magnes* p. 686). Comme il y a beaucoup d'expériences sur l'aimant, il peut se faire qu'un sentiment de jalousie & de rivalité ait dicté ce jugement.

Plus on faisoit d'efforts d'un côté, pour détruire l'imposture, plus les hommes doués d'un certain génie en abusoient pour faire valoir ces inepties. Il paroît même, suivant la remarque du même Kircher, que Robert Flud n'eut d'autre but, en composant son ouvrage, que d'arriver à ces résultats.

La publication de celui du Pere Kircher, beaucoup moins crédule que Robert Flud, opéra une sorte de révolution dans les esprits, en fixant les idées à l'égard des phénomènes vraiment magnétiques, & dépouillant la physique de tout ce que la superstition ou la crédulité y avoient introduit. Mais, cet Auteur donna beaucoup plus d'extension que les autres à tous les exemples de sympathie ou d'antipathie connus, vrais ou faux, à tous les divers genres d'affinité qu'on observe dans la nature, & qui lui parurent autant d'especes de Magnétismes. Il en fait une assez longue énumération. Il en distingue

plusieurs

plusieurs genres. On y trouve le Magnétisme des planetes, celui des élémens, celui des corps mixtes, celui des corps électriques, celui des corps métalliques, celui du soleil, de la lune & de la mer, celui des plantes, celui des animaux, ou *Magnétisme animal* qu'il nomme *Zoo-magnetismos*, & dont il marque encore plusieurs sortes, tels que celui de la torpille & de quelques poissons; celui des médicamens, celui de l'imagination, celui de la musique, & celui de l'amour. Kircher abondoit tellement en son sens & dans son système, que toute la nature lui parut magnétique, c'est-à-dire, un tout, dont les parties étoient liées & enchaînées par une puissance attractive ou répulsive, semblable à celle de l'aimant (1). C'est sur-tout à la fin de son traité de l'aimant, & dans son petit ouvrage

---

(1) *Illam vim naturæ immutabilem rebus singulis implantatam nos haud incongruè* magnetismum *appellandum duximus ; si quidem omnis hujusmodi virtus rebus inexistens secundùm analogiam quamdam dispulsionemque plerùmque contingit.* (Kircher Magneticum naturæ regnum. Amstelodami, 1663).

C

qui a pour titre, *Regnum naturæ magneticum*, qu'on trouve réunis tous les exemples de Magnétifme.

Mais les plus piquans & les plus curieux font ceux de la mufique & de l'amour. On y voit comment, au moyen des inftrumens, on parvient à remuer les nerfs, l'ame & les paffions. L'Auteur cite un grand nombre de faits qui ont pour objet de faire connoître la puiffance de la mufique dans certains cas. Parmi les inftrumens dont il fait mention, il n'oublie pas *l'harmonica*, dont il donne un modèle, pag. 751 (1).

---

(1) Ce font cinq verres à boire fimples, pleins de liqueurs différentes, & qui fe touchent. Dans l'un, il y a de l'eau-de-vie, dans l'autre du vin, dans un autre de l'huile, dans un autre de l'eau, &c. & on paffe le doigt autour. On fait qu'aujourd'hui, où tout eft perfectionné, l'harmonica n'eft plus fi fimple. Celui qu'on voit, par exemple, chez M. Mefmer, eft femblable à ceux dont il eft fait mention dans quelques ouvrages modernes, (voyez les Œuvres de M. Franklin). C'eft un chaffis de bois qui fert à foutenir plus ou moins de demi-globes de verre, femblables à des capfules ou à des verres de montre, percés au milieu & fixés à un fil de métal qui les traverfe. On en met ordinairement trente-deux dont la grandeur diminue infenfiblement juf-

Animal.

Le Magnétifme de l'amour eft celui qui offre les traits les plus piquans, & dont plufieurs font pris dans l'antiquité, dont on fait que Kircher étoit fort Amateur. C'eft une chofe extrêmement curieufe de voir ce bon Pere parler du Magnétifme de l'amour, comme s'il l'eut éprouvé ; & on ne peut lui refufer l'honneur d'avoir donné à toutes les efpeces de Magnétifme dont-il a parlé, un développement inconnu jufqu'à ce jour.

Quant au Magnétifme animal, confidéré fous le point de vue qu'on l'envifage aujourd'hui, c'eft-à-dire, comme propriété du corps animé d'être fenfible à l'influence des corps céleftes ou à l'action réciproque des corps environnans, propriété dont la principale preuve étoit alors la cure fympathique des plaies &

---

qu'au dernier, qui eft comme un verre de petite montre. Ces verres font mus au moyen d'une manivelle qu'on fait tourner ou d'une pédale. Pour en jouer, on humecte le bout du doigt qu'on preffe fur la partie convexe du verre qui rend alors des fons flutés & très-doux. M. Mefmer a mis du luxe dans cet inftrument. Les bords des verres chez lui font dorés.

la transplantation des maladies; Kircher le réfute avec des armes victorieuses; il y met même un peu d'humeur, & ce qu'il dit à ce sujet est remarquable: « on voit des hommes, » dit-il, qui ne pouvant produire aucune » expérience neuve ou certaine sur les vertus » magnétiques, se livrent à des conjectures » fausses & illusoires & infectent les écoles » de toute sorte de rêves, de choses inouies » & extraordinaires & de mensonges insou- » tenables, capables de les couvrir de honte. » Delà, l'usage de cet infâme onguent » magnétique vanté par Goclenius, & d'une » infinité d'autres pratiques de même nature » introduites, depuis peu de tems, dans la Mé- » decine » (voyez *Kircheri magnes*, p. 30).

Il en veut principalement à Robert Flud, qu'il désigne par-tout sous le nom de *Philosophe Mosaïque*, & tache de le couvrir de ridicule. Il dit que si l'on continue à ajouter foi aux vertus de l'aimant, d'après son analogie supposée avec le corps humain, on verra bientôt se renouveller parmi les hommes, les mêmes pratiques superstitieuses, qui ont déjà été la suite de cette opinion, & parmi lesquelles il y en a une qui consiste à mettre une pierre d'aimant sur le corps d'une femme pendant son sommeil ; ce qui la réveille & la détermine à embrasser tendrement son mari, si elle lui est fidéle, ou à fuir, si elle ne l'est pas. (Voy. *ibid.*) Enfin, ce bon Pere Kircher, qui ne voyoit que Magnétisme dans la nature, ne pouvoit pas pardonner l'abus qu'on en faisoit, & les pratiques ridicules & superstitieuses auxquelles cette idée donnoit lieu; & quoiqu'il fut crédule lui-même, il n'est pas moins vrai qu'il a laissé sur l'aimant, sur les expériences Magnétiques & sur les différens Magnétismes, le livre le plus raisonnable, le plus curieux & le plus étendu qu'on connoisse.

Malgré les écrits de Kircher, la Médecine Magnétique faisoit des progrès, sur-tout en Allemagne. Il n'en étoit pas de même, en France. Gaffarel avoit déja fait une rétractation publique de tout ce qu'il avoit avancé dans ses *Curiosités inouies* (1); & en 1653, il

---

(1) Voyez Traité des Talismans, par Delisle. Paris, 1636.

approuva l'*Apologie des hommes accusés de magie*, par Naudé. Cet exemple ne convertissoit point les Allemands; ils avoient toujours leurs mêmes idées à cet égard. Les Ephémérides des Curieux de la Nature, cet éternel dépôt de mensonges & de quelques vérités les nourrissoient. On y voyoit souvent des observations sur la vertu des Talimans, sur les cures Magnétiques. Bartholin, Reyselius se vantoient d'avoir des mumies tirées des astres, dans lesquelles les maladies, sur-tout l'hydropisie, se transplantoient. Servius, Campanella (1), &c, entretenoient ces erreurs par leurs écrits; ils étoient tous partisans de la Médecine magnétique, de l'onguent sympathique, Jordan, Dieterich, Blancard, faisoient envain leurs efforts pour décréditer ces visions. Elles subsistoient encore, en 1662,

---

(1) Ce pauvre Campanella fut mis aux prisons de l'Inquisition en Italie, comme visionnaire, & accusé de sortilége & de magie. Gaffarel dit qu'il fut le voir dans les prisons de l'Inquisition à Rome, où il le trouva occupé à chercher les traits de la figure d'un Cardinal & à faire des grimaces horribles.

où l'on publia à Nuremberg, une collection de pieces relatives à la Médecine magnétique ou sympathique, sous le titre de *Theatrum sympathicum*, ouvrage qui ne servit encore qu'à la soutenir.

Wirdig, Professeur de Médecine, à Rostoch, en étoit imbu ; il se persuada plus fortement que les autres, qu'il y avoit dans la nature & dans les corps, plus de vie, plus de mouvement, plus de magnétisme, plus d'intelligence, qu'on n'en avoit admis. Doué de quelque génie, il anima tout ; il ne vit que des esprits dans la nature ; il étendit le système de Kepler qui considere la terre comme un grand animal, qui a son ame, sa vie, & ses mouvemens. Celui qu'il produisit parut sous le titre de *Médecine nouvelle des Esprits* (1) ; il l'addressa à la Société Royale de Londres en 1672, & il fut imprimé à Hambourg l'année suivante.

Wirdig y distingue deux sortes d'esprits, les uns purs, immatériels, immortels, c'est-

___

(1) *Nova Medicina spirituum.* Hamburgi, 1673, in-12.

à-dire Dieu, les génies, & l'ame humaine; les autres matériels, ou les corps les plus subtils. Ce sont ces derniers qui font le sujet de son Traité.

Suivant lui, les astres & le ciel qui est leur empire; l'air, le feu, la lumiere, la clarté, les rayons sont des esprits.

Le froid est un esprit de nature froide, dont la lune est la source; les ténebres, elles-mêmes sont une substance spiritueuse.

Parmi ces esprits, les uns sont lumineux, les autres en feu, & tous en mouvement. Ceux des régions supérieures ont leurs analogues dans les régions inférieures.

Il existe un attrait entre ceux qui sont de même nature; & une aversion, un combat perpétuel entre ceux de nature opposée.

De ces rapports de sympathie & d'antipathie, résulte un mouvement continuel dans le monde, un flux & reflux d'esprits, enfin une communication non-interrompue entre le ciel & la terre, qui constitue l'harmonie universelle. Les anciens avoient coutume de désigner cette union par une chaîne d'or.

Wirdig, pour la figurer, se sert d'un tableau allégorique, dans lequel sont représentées les principales divinités de la terre, Vénus, Cérès, Flore, Bacchus, Pan, Vulcain, Deucalion & Pyrrha, recevant le feu du ciel. Prométhée qui le dérobe du soleil, en y allumant un flambeau, est soutenu dans les airs par Minerve assise sur une nue; il le communique à l'Amour, qui le transmet à la terre. Deucalion & Pyrrha jettent derriere eux des pierres d'où naissent des hommes. Vénus qui n'a que sa ceinture, tient un cœur enflammé à la main; Bacchus est couronné de pampres, Flore de fleurs, & Cérès d'épis.

Un autre tableau représente l'empire de la lune. On y voit le même Prométhée soutenu par Minerve, qui dérobe à cet astre le feu lunaire, c'est-à-dire, l'esprit froid, & le communique à Mercure, qui le rend à son tour à Saturne, à Neptune, à Flore, à l'Hyver, à l'homme sur la fin de sa carriere, & à la mort.

De la distribution convenable de ces deux principes, du feu solaire & du feu lunaire, naissent le mouvement, la vie, la circulation des esprits qui composent l'univers.

Les astres, qui ne font émission que de feux & d'esprits, influent sur les corps terrestres.

Leur influence sur l'homme se manifeste par le mouvement, la vie & la chaleur, trois choses qu'il reçoit des corps célestes, & sans lesquelles il ne sauroit vivre. Il la reçoit des astres au moment de sa naissance, & en respirant les esprits aëro-célestes contenus dans l'air. C'est de cette premiere imbibition d'esprits que dépend sa constitution particuliere, & c'est sur ce fondement qu'est établie l'Astrologie judiciaire.

Les rapports de sympathie & d'antipathie entre les esprits, soit aëro-célestes, soit terrestres, constituent ce que Wirdig appelle, *Magnétisme*. Il le définit en deux mots, *le consentement des esprits*. Ce sentiment entre deux corps animés, lorsqu'il est amical de part & d'autre, s'appelle sympathie, philautie, amour, desir amoureux, attrait des semblables. Il prend les noms d'antipathie, de haine, d'horreur des diffemblables, lorfqu'il eft défagréable; d'où réfulte la diftinction du Magnétifme, *en fympathéifme* & *en antipathéifme.*

Selon Wirdig, l'influence a lieu non-feulement entre les corps céleftes & les terreftres, mais cette influence eft réciproque. Le monde entier, dit-il, eft foumis à la puiffance du Magnétifme, (car tout eft rapprochement de femblables, ou éloignement de diffemblables). C'eft par le Magnétifme que s'operent toutes les viciffitudes des corps fublunaires. La vie fe conferve par le Magnétifme, tout périt par le Magnétifme.

Le Magnétifme fympathéique entre les corps terreftres, dépend de l'homogénéité des efprits; il exifte de même parmi les hommes.

Il y a de la fympathie entre ceux du même âge, du même fexe, de la même conftitution; entre la nourrice & le nourriffon, entre les différentes parties du corps. Il y eut une fympathie naturelle, dit Wirdig, entre les parties du nez qu'on voulut greffer, & la peau du crocheteur qui la fournit : hiftoire véritable, rapportée par Vanhelmont, Campanella, Servius & autres.

Suivant Rettray & Wirdig, il y a de la sympathie entre le sang d'un homme & les esprits de ce même sang : car l'esprit de celui qu'on conserve, disent-ils, dans un verre, fait voir la santé & la maladie de l'individu qui l'a fourni, quoiqu'il soit très-éloigné. Si ce sujet est malade, son sang se trouble ; le contraire arrive s'il se porte bien. Suivant les mêmes Auteurs, *l'urine humaine, soumise au tourment de la distillation, fait voir encore évidemment la sympathie qu'il y a entre l'esprit de cette urine, & ceux du corps qui l'a fournie ; car, pendant qu'on la distille, disent-ils, le corps souffre & prend une disposition aux maladies.*

C'est une chose admirable, & qui ne peut être que l'effet du Magnétisme animal, suivant Wirdig, que si l'on ôte une partie du cuir chevelu de la tête d'un homme, & qu'on le conserve ; à mesure que l'homme vieillit, blanchit ou devient chauve, le morceau de cuir le devient de même.

On voit que toutes ces expériences, fruit

ordinaire de la doctrine du Magnétifme animal, font extrêmement précieufes. Tel eft la marche conftante de tous les Auteurs Magnétiques. Ils débutent par une théorie fpécieufe, quelquefois fublime; ils finiffent par des réfultats pitoyables.

Wirdig traite encore de l'aftrologie, de la fympathie qu'il y a entre les baguettes divinatoires faites de différens bois, & les métaux. Celle du coudrier, par exemple, a de la fympathie avec l'argent, celle du frêne avec le fer, celle du fapin avec le plomb, & toujours à raifon de l'homogénéité de leurs parties. Les affinités chymiques dépendent encore de la même caufe. Les fortileges, l'enchantement, les preftiges, les tours de magie n'ont lieu que par le pouvoir des efprits.

Tels font les principaux réfultats du Magnétifme animal, confidéré fous le point de vue le plus avantageux, c'eft-à-dire, dans fes effets les plus frappans.

Mais Wirdig, ce nous femble, n'a pas épuifé fon fujet. Il auroit pu tirer un grand parti, pour completter la doctrine du Magnétifme animal, de l'art, par exemple, d'arrêter un cheval dans fa courfe, avec des boyaux de loup; de celui de nouer l'aiguillette; enfin de l'hiftoire étonnante des Vampires, qui viennent fuccer le fang après la mort. Tous ces faits avérés, inconteftables, qu'on ne peut expliquer qu'au moyen du Magnétifme animal, étoient de fon reffort, & rentroient naturellement dans fon domaine.

Maxwel, Médecin Ecoffois, plein de la ecture de tous ces livres, de toutes ces vifions, fe perfuada tellement que tout cela étoit vrai, qu'il crut devoir réduire ces idées en principes, & en faire un corps de doctrine. En conféquence, il s'occupa du foin de perfectionner la Médecine magnétique, qu'il fe flatte d'avoir tiré le premier du chaos. Sa mumie favorite ou fon *magnes* par excellence, étoit un mélange de fang, & des trois principales humeurs excrémentitielles, (matiere fécale, urine, & matiere de la fueur) qu'il defféchoit, humectoit, diftilloit, & dont il faifoit d'abord une poudre, enfuite une pâte magnétique qu'il appliquoit fort proprement aux endroits affectés, en faisant suer son malade. Lorsqu'il présenta son ouvrage, il n'y eut aucun Censeur qui voulut l'approuver, aucun Libraire qui voulut s'en charger. Il prit le parti de l'envoyer à Francus, homme très-crédule, Doyen des Médecins d'Heidelberg, qui le fit paroître à Francfort, en 1679, avec un titre emphatique (1).

Nous ne connoissons d'autre partisan de cet ouvrage rempli d'inepties, que Ferdinand Santanelli, qui le réduisit même en aphorismes.

C'étoit sur la fin du siecle passé. On commençoit à s'éclairer, mais on ne l'étoit pas par-tout, sur-tout en Flandres, où les Espagnols avoient entretenu l'ignorance & la superstition. C'est aussi dans cette partie principalement que les histoires des Vampires, furent attestées & signées. On avoit encore quelques doutes sur la possibilité de la transplantation des maladies, lorsque Hermann Grube publia son traité *de Transplantatione*

---

(1) *Medicinæ Magneticæ libri tres, in quibus tam theoria quam praxis continetur. Opus novum admirabile &c. Auctore Guillelmo Maxwuello M. D. Scotobritanno. Edente Georg. Franco, M. D. Francofurti.* 1679.

morborum (1), qui mit fin à toutes ces visions; & l'histoire de la dent d'or, celle des Vampires ne parurent bonnes qu'à amuser le peuple grossier de Flandres & d'Allemagne.

On ne croyoit plus, on ne pensoit plus depuis longtemps à tous ces prétendus prodiges, à toutes ces extravagances que les lumieres de notre siécle avoient enfin enséveli dans l'oubli, lorsqu'on apprit, sur-tout en 1774, par les papiers publics, qu'un Curé de Suabe, un nommé Gassner, y faisoit des prodiges d'un nouveau genre, c'est-à-dire, en exorcisant les malades, qu'il traitoit tous de la part de Dieu, & en son nom, comme des possédés. Il excita la curiosité de plusieurs Médecins. M. Mesmer entr'autres fut le visiter à Ratisbonne. L'idée des aimans, du Magnétisme, lui vint dans l'esprit. Il publia de son côté, des miracles qu'il avoit obtenus au moyen de l'aimant; ensuite ses idées sur le Magnétisme animal. On ne peut le bien juger que d'après lui-même; c'est lui qui va parler.

―――――――――――――――――――――――

(1) *Hermanni Grube, de transplantatione morborum analysis nova. Hamburgi*, 1674, *in-8°.*

SECONDE PARTIE.

Développement du Syſtême de M. Meſmer, ou partie théorique du Magnétiſme Animal.

Lettre de M. Meſmer, Docteur en Médecine à Vienne, à M. Unzen, Docteur en Médecine, ſur l'uſage médicinal de l'Aimant. Traduite du nouveau Mercure Savant d'Altona. (1775 ou 1776).

« Dès l'année 1766, dit M. Meſmer, je publiai une
» brochure ſur l'influence que les planetes, & parti-
» culiérement le ſoleil, la lune & la terre, ont ſur le
» corps humain. Je tâchai d'y prouver que ces grands
» corps céleſtes agiſſent ſur notre globe en général,
» & ſur les parties qui le compoſent en particulier,
» de la même maniere que, conformément au ſyſ-
» tême de Newton, ils gravitent les uns ſur les
» autres, & ſur-tout le ſoleil, s'attirent mutuelle-
» ment comme autant de grands aimants, en raiſon
» de leurs diſtances & de leurs poſitions; retardent

D

» ou accélèrent leurs mouvemens respectifs, s'en-
» traînent de leurs orbites, & dérangent l'ordre de
» leurs mouvemens. Je montrai que de même que
» le soleil & la lune, en conséquence de leurs posi-
» tions respectives, & de celle de la terre, & de
» leurs distances, opèrent les marées, tant des dif-
» férentes mers que de toute l'atmosphere; ils pro-
» duisent un effet analogue dans le corps humain.
» J'ajoutai que la force attractive de ces spheres
» pénetre intimement toutes nos parties constituti-
» ves, solides & fluides, & agit immédiatement sur
» les nerfs, ensorte qu'elle excite dans notre corps
» un véritable magnétisme. J'appellai cette propriété
» du corps animal, qui le rend sensible à l'attrac-
» tion universelle, *gravitatem*, ou *Magnetismum ani-*
» *malem*.

» Pour mieux éclaircir mon système, je citai plu-
» sieurs observations sur des maladies périodiques (1).
» J'invitai les Médecins à rapporter parmi les causes
» éloignées des maladies & de leur guérison, ce
» magnétisme animal; je les sollicitai d'en faire le

---

(1) M. Mesmer feint d'ignorer ici que ces sortes d'observations sur des maladies périodiques, dont les retours s'ac-
cordent avec la position de certains astres, sont déja faites
de tems immémorial. La lecture du seul Traité de Mead, *de
imperio solis & lunæ in humana corpora*, l'en avoit suffisam-
ment instruit.

» sujet de leurs observations, & je promis de m'en
» occuper à mon tour dans ma pratique.

» Ce fut l'année derniere (1774 ou 1775) que je trouvai
» l'occasion de faire des découvertes qui confirment
» ma théorie, qui ne peuvent être rien moins qu'in-
» différentes aux Médecins, & que je vous com-
» munique avec un vrai plaisir.

» Une jeune personne du sexe, âgée de vingt-
» huit ans, qui demeure dans la même maison que
» j'occupe, & qui, dès son enfance, paroissoit avoir
» le genre nerveux très-foible, avoit essuyé depuis
» deux ans, des attaques de convulsions terribles. Elle
» avoit une fievre hystérique, à laquelle se joignoient
» par intervalles, des vomissemens opiniâtres, des in-
» flammations de différens visceres, des rétentions
» d'urine, des odontalgies excessives, des otalgies,
» des délires mélancoliques, maniaques; l'opis-
» thotonos, des lypothimies, la cécité, des suffoca-
» tions, des paralysies de plusieurs jours; & d'au-
» tres accidens (1).

---

(1) On croiroit qu'il y a ici une 15 de maladies au moins & des plus graves. Tout se réduit à une attaque d'hystéricie, dans laquelle il y avoit, si le rapport est vrai, douleurs de dents & d'oreille, mouvemens convulsifs ou spasmodiques de plusieurs parties, & perte de connoissance. Tous ces grands mots *opisthotonos, lypothimies, inflammation des visceres, paralysie, fievre hystérique,* qui n'exista jamais dans cette cir-constance, *délires maniaques, mélancoliques, cécité,* &c. ne

» J'employai contre ces différens maux les re-
» medes les plus accrédités : mais il n'y eut que le
» soin de ne jamais la perdre de vue, qui me mit
» en état de la tirer des dangers évidens de mort
» où elle étoit souvent, & de lui rendre la tran-
» quillité au bout de trois ou quatre semaines, sans
» obtenir cependant une guérison durable; car les
» accidens revinrent toujours quelque tems après.
» Je m'occupai pendant tout ce tems à perfection-
» ner ma théorie, & je parvins enfin à prévoir les
» rechûtes, leurs progrès, leur durée & leur décli-
» naison. Je projettai à la fin d'établir dans son
» corps une espece de marée artificielle, au moyen
» de l'aimant. Je communiquai mon projet au
» R. P. Hell, Astronome de S. M. I. & R. qui l'ap-
» prouva, & m'offrit son secours. Il fit construire
» quelques pieces de l'acier magnétique qu'il a in-
» venté, il y a quatorze ans, & leur fit donner
» une forme propre pour être commodément appli-
» quées au corps. La malade ayant eu une rechûte
» au mois de Juillet dernier, je lui attachai aux

---

sont bons qu'à en imposer aux sots. Nous ne croyons pas M. Mesmer assez ignorant en Médecine pour ajouter foi à ce qu'il a dit, ni assez simple pour imaginer que les autres le croyent. Par ce seul exposé d'une attaque de nerfs, on peut juger combien cet Auteur est familiarisé avec le langage hyperbolique.

» pieds deux aimans évasés, & un autre en forme
» de cœur fur la poitrine. Elle fouffrit auffi-tôt une
» douleur *brûlante* & *déchirante*, qui montoit des pieds
» jufqu'à la crête des os des îles, où elle s'uniffoit
» à une douleur pareille qui defcendoit d'un côté,
» de l'endroit de l'aimant attaché fur la poitrine,
» & remontoit de l'autre à la tête, où elle fe ter-
» minoit au fommet. Cette douleur, en fe diffipant,
» laiffa dans toutes les articulations une chaleur
» brûlante comme le feu. Cette *vapeur* magnétique
» paroiffoit tantôt fe rompre dans différens endroits,
» tantôt fe rejoindre avec impétuofité. La malade
» & les affiftans furent effrayés de ce phénomène,
» & opinèrent pour la ceffation de l'expérience.
» Mais j'infiftai, & j'appliquai encore d'autres ai-
» mans aux parties inférieures; alors elle fentit def-
» cendre avec impétuofité, les douleurs qui avoient
» tourmenté les parties fupérieures.

» Ce tranfport de douleur dura toute la nuit, &
» fut accompagné d'une fueur abondante du côté
» paralyfé, lors de l'accès précédent; enfin tous les
» accidens difparurent peu à peu, & la malade deve-
» nue infenfible à l'action de l'aimant, fut guérie
» de cette attaque. Elle a encore eu depuis quel-
» ques rechûtes qui ont été guéries facilement &
» promptement. J'attribue ces rechûtes à l'extrême
» foibleffe, & à l'ancienneté du mal. Je lui ai con-
» feillé de porter conftamment quelques aimants,

» & depuis cette époque elle s'eſt refaite & ſe
» porte bien. J'eus occaſion, dans le traitement de
» cette maladie, de faire pluſieurs expériences très-
» curieuſes. Je découvris les regles qui déterminent
» dans quel cas, ſur quelles parties, en quelle
» quantité, combien de tems & avec quelles pré-
» cautions il faut appliquer l'aimant. J'ai communi-
» qué ces regles au P. Hell, & à quelques Mé-
» decins.

» Du grand nombre d'obſervations très-étonnantes
» que j'ai faites, j'en rapporterai ici quelques-unes
» qui ont été conſtatées en préſence du P. Hell,
» & autres perſonnes reſpectables (1).

» J'ai obſervé que la matiere magnétique eſt preſ-
» que la même choſe que le fluide électrique (2), &
» qu'elle ſe propage de même que celle-ci par des
» corps intermédiaires. L'acier n'eſt pas la ſeule ſub-
» ſtance qui y ſoit propre; j'ai rendu magnétique
» du papier, du pain, de la laine, de la ſoie, du
» cuir, des pierres, du verre, l'eau, différens mé-
» taux, du bois, des hommes, des chiens, en un

---

(1) Le P. Hell s'eſt expliqué depuis, & regarde M. Meſmer comme un viſionnaire. Cela peut être prouvé, comme une vérité mathématique.

(2) On ſait, depuis pluſieurs années, à quoi s'en tenir ſur cette analogie entre le fluide électrique & magnétique, que M. Meſmer regarde preſque comme la même choſe. Cigna, dans ſa Diſſertation *de Analogia magnetiſmi & electricitatis*

» mot tout ce que je touchois (1), au point que
» ces substances produisoient sur la malade les mêmes

(voyez *Miscellanea Philosoph. Math. Taurin.*) avoit eu des idées semblables; mais ces idées avoient été réduites à leur juste valeur par *Æpinus*, qui a marqué par des expériences exactes les dégres d'analogie qu'on peut admettre entre les phénomènes électriques & magnétiques, dans un excellent Ouvrage, (voyez *Tentamen theoriæ electricitatis & magnetismi. Petropoli.* 1759).

(1) En respectant beaucoup les très-étonnantes observations de M. Mesmer, ce Docteur nous permettra de lui dire, que lui & beaucoup d'autres personnes, ne font que publier les rapports de l'Electricité avec le Magnétisme, les uns en rapportant des expériences illusoires, lui en en rapportant de fausses, telles que la propagation du Magnétisme, ou plutôt du fluide Magnétique à l'aide de substances qui lui sont totalement étrangeres ou hétérogènes, tandis qu'avec celles qui lui sont le plus analogues, on n'obtient aucun effet. Si l'on prend, par exemple, un aimant assez fort pour porter un quintal, l'interposition de deux feuilles de papier brouillard diminuera sa vertu au point de ne lui faire porter que deux onces. Si à ce même aimant vigoureux, on applique une barre de fer de six pieds, substance qui lui est certainement bien analogue, cette barre n'élèvera pas à son extrêmité de la limaille de fer. Si les substances mentionnées par M. Mesmer étoient susceptibles de Magnétisme, elles ne diminueroient pas l'action de l'aimant; & dans le second exemple, la substance la plus propre à transmettre le fluide magnétique, auroit transmis à six pieds sa vertu, ce qui est contraire à l'expérience, & l'opposé des effets électriques. D'ailleurs, Gray avoit déja prouvé que les effluves magnétiques différent entièrement des effluves électriques. (Voyez *Commercium litterar. Norimberg. an.* 1735, *pag.* 80).

Quant à la prétention de M. Mesmer, de rendre tout magné-

» effets que l'aimant (1). J'ai rempli des flaccons de
» matiere magnétique, de la même façon qu'on le
» pratique avec le fluide électrique. J'ai trouvé deux
» moyens de renforcer si promptement le magné-
» tisme, que la malade, au lieu d'une douleur
» *déchirante* & *brûlante*, qui suit ordinairement l'ap-
» plication de l'aimant, sentit des secousses doulou-
» reuses qui se succédoient régulièrement & rapide-
» ment, comme dans l'électrisation, & qui, se fai-
» sant sentir aux articulations des bras, du col, &
» enfin à la tête, devinrent d'autant plus vives,
» qu'elles étoient plus éloignées. J'ai encore re-
» marqué que les hommes ne sont pas tous égale-
» ment propres à être magnétisés: de dix personnes qui
» étoient réunies, il y en eut une qui ne peut être
» magnétisée, & qui interrompit la communication
» du magnétisme. J'ai remarqué la même chose aux
» chiens. D'un autre côté, il y eut une personne
» parmi ces dix, qui fut tellement susceptible de

---

tique jusqu'aux chiens ; il a démontré sans doute cette vérité avec l'aiguille aimantée, la vraie pierre de touche qui indique par ses mouvemens quels sont les corps magnétiques. Cela devoit être extrêmement curieux de voir comment le bois, le papier, un chien faisoient tourner cette aiguille. Il faut que ce M. Mesmer ait une bien grande puissance sur tous les corps de la nature, puisque sa présence change les loix auxquelles ils sont soumis.

(1) En appliquant sur les corps malades du bois, des pierres, les effets sont les mêmes que ceux de l'aimant.

» *magnétisation*, qu'elle ne pouvoit approcher de dix
» pas la malade, fans lui caufer les plus vives dou-
» leurs.

» J'excitai dans la malade fans aucune communi-
» cation directe, & dans un éloignement de huit à dix
» pas, caché d'ailleurs derriere un homme ou un mur,
» des fecouffes dans telle partie que je voulus, &
» une douleur auffi vive que fi on l'eût frappée
» avec une barre de fer.

» J'ai rétabli le cours des menftrues & des hé-
» morrhoïdes, au moyen du magnétifme, & remé-
» dié fur le champ aux accidens que ces fuppreffions
» avoient caufés. J'ai guéri par le même moyen
» l'hémotyfie, une paralyfie à la fuite d'une apo-
» plexie, un tremblement furvenu après un accès
» de colere, & tous les accidens hypocondriaques,
» convulfifs, hyftériques. Je l'effaie maintenant con-
» tre l'épilepfie, la mélancolie, la manie & la fievre
» intermittente. Quant à la douleur qu'excite la
» *magnétifation*, elle varie; elle eft tantôt *déchirante*,
» tantôt *brûlante, tranchante*, analogue aux fe-
» couffes électriques, &c.

» Dans tous les cas j'ai vu que la fenfibilité au
» Magnétifme ceffoit auffi-tôt que le mal étoit guéri.
» Je ne crois pas que l'aimant ait une vertu fpéci-
» fique, par laquelle il agit fur les nerfs; je fuppofe,
» feulement, conformément aux principes de ma
» théorie, que la matiere magnétique, par fon ex-

» trême subtilité, & par son analogie avec le fluide
» nerveux, dont le mouvement avoit été troublé;
» ensorte qu'elle fait rentrer tout dans l'ordre na-
» turel, que j'appelle l'harmonie des nerfs.

» Ce que je viens de dire, & la nature de nos
» sensations, qui ne sont autre chose que la per-
» ception des différences dans les proportions, don-
» nent la raison de ce que nous ne sentons que
» dans les parties où l'harmonie est troublée, l'effet
» des aimans, tant naturels qu'artificiels, quoiqu'ils
» agissent constamment sur nous &c., (1) ».

Jusques-là ce n'est qu'un apperçu de principes, quelques idées sur l'action du fluide magnétique ou électrique. Mais voici le dé-

---

(1) Mais, que diroit M. Mesmer si les pierres, appliquées sur le corps humain, avoient la même vertu que l'aimant? C'est cependant ce qui est arrivé à des vaporeux qu'on a trompés par cet artifice, en leur appliquant un appareil de morceaux de marbre enveloppés qu'on leur faisoit accroire être des aimans. Cela est arrivé entr'autres à M. de Flesselles, à M. le Chevalier de Vieuxpré. Ils s'en sont fort bien trouvés l'un & l'autre. Cela prouve d'une part, ce que peut l'imagination frappée, & de l'autre, combien il est difficile de conclure de certaines expériences ou observations, quand on manque ou qu'on veut manquer de jugement. M. Mesmer, qui n'en manque pas & qui calcule bien, voyant que l'aimant perdoit tout son crédit, a fini par renoncer à ses premieres visions, & laisse aujourd'hui le soin de l'appliquer, à MM. Harsu, l'Abbé le Noble, M. Fillet & M. le Roux, ses rivaux ou ses éléves dans la carriere magnétique.

veloppement de la théorie & du système de M. Mesmer. On ne peut parvenir que graduellement à la perfection. C'est dans le discours suivant que cet Auteur développe toutes de ses idées sur le Magnétisme.

Discours de M. Mesmer sur le Magnétisme (1).

« Depuis long-tems j'ai présumé qu'il existoit dans
» la nature un fluide universel qui pénétroit tous
» les corps animés ou inanimés (2). Les phénomè-
» nes de l'Electricité, de même que ceux du Ma-
» gnétisme, m'avoient tellement pénétré de cette
» opinion, que j'adoptai le système du Chevalier
» Newton pour le mouvement des corps célestes (3);

---

(1) Voyez *Recueil des effets salutaires de l'aimant dans les maladies*. Genève, 1782.

(2) Cette présomption sur l'existence d'un fluide universel naît de tems en tems dans la tête des hommes. Elle avoit déja poussé dans celle de Démocrite, d'Empédocle, de quelques Alchymistes, des Théosophes, enfin dans celle de Descartes, & de Newton qui le regarde comme un fluide qui pénètre les corps les plus denses, qui est caché dans leur substance; disant que c'est par sa force & son action que les particules des corps s'attirent à de très-petites distances, & qu'elles s'attachent fortement quand elles sont contiguës; que ce même fluide est aussi la cause de l'action des corps électriques, soit pour attirer, soit pour repousser les corpuscules voisins. (Voyez Newton, à la fin de ses principes).

(3) Cette adoption du système de Newton pour le mouve-

» & c'est en conséquence que je soutins mon acte
» sur cette matiere dans l'Université de Vienne en
» 1766, pour recevoir le grade de Docteur. Cepen-
» dant, je n'étois pas satisfait de mes propres expli-
» cations, & le hazard me procura le moyen de
» rectifier mes idées.

» Un jour me trouvant près d'une personne que
» l'on saignoit, je m'apperçus qu'en m'approchant
» & en m'éloignant, le cours du sang varioit d'une
» façon remarquable : & ayant répété cette ma-
» nœuvre dans d'autres circonstances, avec les mêmes
» phénomènes ; je conclus que je possédois une qua-
» lité magnétique (1) qui n'étoit peut-être point si
» frappante chez d'autres, mais qu'ils pouvoient pos-
» séder à quelques degrés de plus ou de moins,
» tels que l'on voit certains fers ou aciers dif-
» férer dans les propriétés magnétiques, quoique
» formés du même lingot, & trempés de la même
» maniere. Je conçois très-bien qu'il peut se faire
» de nos corps & d'autres substances, des émana-
» tions d'une matiere subtile, telle que la magné-

---

ment des corps célestes ne prouveroit rien pour ce fluide, puisque dans le grand systême de Newton, l'attraction est une propriété de la matiere. Les idées de Newton à cet égard n'ont donc rien de commun avec ce fluide dont il a parlé depuis, & dont il indique les propriétés. M. Mesmer parle de Newton sans trop savoir ce qu'il veut dire, ni ce que Newton a dit.

(1) Mais pourquoi M. Mesmer, qui possédoit si éminemment,

» tique, comme il s'en fait de l'aimant, ou d'un fer
» aimanté. La cire d'Espagne, l'ambre gris & d'autres
» matieres semblables, desséchées, rendues plus ai-
» gres par le frottement, deviennent magnétiques ;
» pourquoi n'aurions-nous pas cette propriété (1) ?

» On parle de tems immémorial, de sympathie,
» d'antipathie, d'attraction, de répulsion, de ma-
» tiere éthérée, de phlogistique, de matiere subtile,
» d'esprits animaux, de matiere électrique, de ma-
» tiere magnétique. Tous ces agens, dont l'action
» est aussi réelle que l'existence de la lumiere, n'an-
» noncent-ils point le fluide univérsellement ré-
» pandu, mais combiné différemment, suivant les
» substances & la maniere d'être ou d'action ? Cette
» opinion n'a rien qui révolte la raison (2). Quand

---

en Allemagne, cette propriété de faire varier le cours du sang d'une maniere si remarquable, ne la posséda-t-il plus en France ? Est-ce que son Magnétisme auroit changé, comme la vertu de ces aimans qu'il appliquoit avec tant de succès aux Habitans de la Souabe ?

(1) On voit bien que M. Mesmer s'amuse. Il demande pourquoi n'aurions-nous pas la propriété de l'ambre gris ou de la cire d'Espagne ? Il auroit dû ajouter pourquoi n'avons-nous pas celle des Anguilles de Surinam ? Pourquoi ne sommes-nous pas tous des Tourmalines vivantes ?

(2) Cette opinion est beaucoup mieux développée & plus étendue dans l'Introduction du Pere Kircher sur les différentes espèces de Magnétisme. Il n'y avoit qu'à le copier ; c'eut été mieux. Quand les choses sont déja faites & bien faites ; il vaut mieux être bon copiste que mauvais imitateur.

» on considere l'activité de nos mouvemens auto-
» mates ou réfléchis; cette promptitude avec laquelle
» la volonté s'exécute depuis la tête jusqu'à l'extré-
» mité de notre corps; on sent bien que cette cé-
» lérité n'est point due au fluide lymphatique &
» séreux, qui n'est destiné qu'à l'entretien de la
» souplesse des nerfs, mais au fluide nerveux, aux
» esprits animaux, conséquemment au fluide uni-
» versel qui nous pénètre, & dont l'activité im-
» mense est connue par les phénomènes électri-
» ques (1).

» D'ailleurs, les parties les plus électriques de nos
» corps sont les nerfs desséchés; les membranes le
» sont moins, & ne doivent vraisemblablement
» cette propriété qu'à leur contexture, dans laquelle
» il entre beaucoup de nerfs. Les nerfs paroissent donc
» être les organes ou conducteurs immédiats du fluide
» universel dans nos corps. De plus, le fluide est suscep-
» tible d'émanations frappantes. On a vu mourir des
» pigeons entre les mains des épileptiques, & des la-
» pins appliqués contre leurs extrémités inférieures,
» dans le moment des accès (2). Il y a tout lieu de

---

(1) Cette idée est dans tous les Livres de Médecine & de Physique modernes.

(2) M. Mesmer devroit bien nous dire où il a vu des lapins vivans mourir aux extrêmités des épileptiques; ils meurent certainement lorsqu'on les étouffe. M. Mesmer explique toujours les faits qu'il suppose. Cela est assez commode; on est dis-pensé par-là, de l'embarras des preuves.

» croire que ce phénomène n'a eu lieu qu'à cauſe du
» feu électrique tiré de l'épileptique par le contact.
» Sans parler des corpuſcules que nous ſemons après
» nous, & dont le chien reconnoît la trace à trente
» ou quarante lieues par la fineſſe & la ſubtilité de
» ſon odorat; tout le monde connoît la propriété
» qui ſe trouve dans les jeunes gens bien conſtitués
» pour *rajeunir* les vieillards, & les fortifier par leur
» émanation; l'Écriture-ſainte en parlé (1).

» La Phyſique de nos jours eſt trop éclairée pour
» attribuer l'effet ſalutaire de tels moyens à toute
» autre cauſe qu'au feu élémentaire dont la jeuneſſe
» eſt abondamment pourvue, & dont les émanations
» ſont repompées par les pores *périclitans* & *relâchés*
» des vieillards (2). Ne pourroit-on point avancer ſans

---

(1) Quoique l'Ecriture ſainte ait parlé du rajeuniſſement des vieillards, c'eſt-à-dire, du bien qu'ils éprouvent par le contact des jeunes gens; qu'eſt-ce qui a dit à M. Meſmer que c'étoit l'effet d'un prétendu Magnétiſme animal, plutôt que celui de la chaleur animale? Mais ne ſait-il pas que le contact d'un vieillard bien conſtitué & bien portant fait autant de bien à un jeune homme infirme que celui-ci lui fait de mal? Une nourrice fait autant de bien ou de mal au nourriçon, qu'elle en reçoit. Cela eſt réciproque. Mais comme un vieillard eſt ordinairement infirme, & manque de chaleur, & qu'un jeune homme eſt en général dans un état contraire; il arrive que leur cohabitation eſt toujours à l'avantage du vieillard.

(2) Cet effet ne vient point des pores *périclitans* & *relâchés* qui ne pompent plus rien. Pour que les pores ſoient en état de pomper, il faut qu'ils ne ſoient ni périclitans, ni relâchés.

» blesser la vraisemblance, que c'est dans ces émana-
» tions réciproques & mutuelles que consiste la sym-
» pathie, qui n'est autre chose qu'un penchant, une
» douce impulsion qui nous porte l'un vers l'autre,
» comme deux aimants s'attirent réciproquement.
» Ainsi, de même qu'un aimant foible est ranimé par
» un aimant plus fort, de même aussi la matiere,
» principe qui s'éteint chez un vieillard, par la dé-
» bilité de ses organes, se trouve ranimée par une ma-
» tiere principe, plus vigoureusement élancée par
» des vaisseaux & des nerfs élastiques frais & dispos.

» Il est plus que probable que tous les corps & les
» élémens de la nature sont pénétrés par cette matiere
» premiere. Créée par l'Etre suprême, & mise en ac-
» tion par sa toute puissance, c'est, sans doute, de ce
» principe universel que dépendent la forme, l'exis-
» tence & le mouvement régulier & combiné des
» globes qui roulent dans l'océan de l'espace.

» Je conçois très-facilement que plusieurs éponges
» arrondies, qui rouleroient l'une sur l'autre, dans un
» bassin rempli d'un liquide fort agité, imprimeroient
» cependant à ce liquide une direction particuliere
» vers les pôles, par la pression de leur circonférence
» diamétrale. Le refoulement qui résulteroit de cette
» pression, établiroit avec évidence l'écoulement de
» ce fluide d'un pôle à l'autre. Ne conçoit-on pas
» aussi que les substances qui se trouveroient sur la
» surface de l'éponge, entraînées par le courant qui

vient

Animal.

» vient du fud, auroient plus d'analogie ou de ten-
» dance à s'approcher d'une autre fubftance, d'une
» nature à peu-près égale, & qui feroit pouffé par
» le courant qui vient du nord, & qui fe croife avec
» celui du fud (1)?

(1) Cette idée de deux courans oppofés, quoique prife dans Robert Flud, n'eft pas foutenable. C'eft une autre vifion à la Mefmer. Dans Robert Flud, elle n'eft pas extravagante, en ce qu'elle fuppofe deux courans de fluides, de nature oppofée, qui fe corrigent l'un par l'autre. C'eft le froid & le chaud qui fe rencontrent & fe tempèrent. Mais admettre deux courans de même nature, qui vont continuellement à la rencontre l'un de l'autre, fans fe détruire par leur choc, cela eft contraire au bon fens, à la raifon & à tout principe de Phyfique; il y auroit toujours un de ces fluides qui chevaucheroit fur l'autre. D'ailleurs, Newton a prouvé que le mouvement d'un fluide quelconque dans l'efpace, nuiroit & s'oppoferoit évidemment à celui des aftres & à leurs révolutions.

Hypothèfe pour hypothèfe, pour rendre raifon des phénomènes magnétiques, il valoit mieux adopter, celle de Halley qui fuppofe un globe ou noyau d'aimant au centre de la terre, d'où s'échappe en tout fens, fur-tout vers les pôles; un fluide lumineux qui devient fenfible par les aurores auftrales & boréales, qui influent beaucoup, comme on fçait, fur la vertu magnétique de l'aimant. Cette hypothèfe du moins, qui n'eft pas gigantefque, s'accorde beaucoup mieux avec les phénomènes magnétiques, que M. Mefmer ignore. Mais pour établir une hypothèfe quelconque fur un fujet, il me femble qu'il faut en avoir quelques notions. Comment M. Mefmer en établiroit-il une fur un fluide qu'il ne connoît pas; fur les phénomènes de l'aimant, s'il en ignore les effets? La force de la preffion de ce fluide a été calculée par Halley, Bernoulli; & les Phyficiens connoiffent les phénomènes de l'aimant.

E

» Cette comparaison, toute grossiere qu'elle est,
» paroît rendre l'idée qu'on peut se former de l'ac-
» tion du principe universel dans l'aimant; la courbe
» que ce fluide doit naturellement décrire vers les
» pôles, étant exactement calculée, peut rendre
» raison de l'inclinaison & de la déclinaison de l'ai-
» guille (1). Tous les phénomènes du Magnétisme
» offrent moins de difficultés dans l'explication. Ce
» n'est plus une attraction incompréhensible, & tout
» à-fait semblable aux facultés occultes d'Aristote,
» qui agit; c'est une impulsion naturelle, également
» reçue par les sens & par la raison. Chaque corps a
» ses pôles (2) & ses surfaces; le fluide universel, dont
» le double torrent pénètre ce corps par chaque pôle,
» observe toujours la même direction, tant que celle-
» ci n'est point variée par un courant plus violent

---

(1) Cette inclinaison & cette déclinaison, qui tiennent à des causes très-inconnues à M. Mesmer, sont relatives à une infinité de circonstances qu'il ignore. Avec des courans, on n'explique pas pourquoi l'aiguille est constamment à tel ou tel degré, pourquoi elle incline. S'il y avoit deux courans à admettre, ce ne seroit pas d'un pôle à l'autre, mais de l'équateur vers ces pôles, de la même maniere que se fait le flux & reflux des eaux de l'Océan.

(2) Mais parce que cette idée est encore dans Robert Flud, est-ce une raison pour l'admettre, sur-tout sans preuve ? M. Mesmer y est accoutumé, il ne se gêne pas. Il doit nous rappeller & nous donner pour des vérités nouvelles toutes les extravagances qu'on trouve dans les Livres.

» que le premier. Voilà ce qui constitue le renfor-
» cement du Magnétisme minéral, aussi-bien que
» celui du Magnétisme animal. Prenez une quan-
» tité d'aiguilles aimantées, disposez-les dans la même
» direction l'une à la suite de l'autre, le pôle nord
» de l'une vers le pôle sud de l'autre ; elles tendront
» toutes à se rapprocher. Changez la direction de ces
» aiguilles, & disposez le pôle sud de l'une vers le
» pôle nord de l'autre ; elles tendront pareillement à
» se rapprocher (1). Dira-t-on que c'est par une vertu
» attractive vuide de sens; ou ne l'attribuera-t-on
» pas plutôt à l'impulsion du torrent magnétique dou-
» ble, lequel entraîne dans son cours rapide les
» aiguilles qui en sont pénétrées, qui les presse l'une

---

(1) Mais en mettant les pôles de même nom vis-à-vis l'un de l'autre, ils se fuient. Comment M. Mesmer explique-t-il ce phénomène ? Ce double torrent de fluide magnétique d'un pôle à l'autre, est donc un être de raison ou un être capricieux. Un seul torrent, comme quelques Physiciens le supposent, étoit bien suffisant pour rendre raison de l'attraction magnétique. En le supposant du sud au nord, toutes les aiguilles aimantées, dont les pôles seront placés dans la même direction, s'attireront, & c'est ce que l'expérience confirme. L'idée de M. Mesmer est si éloignée de la vraisemblance, que toutes les expériences y sont contraires. Il en sait, cependant, plus que Newton qui, en parlant du fluide magnétique, avoue qu'il n'y a pas assez de faits pour pouvoir rendre raison de son action, & connoître les loix auxquelles il est soumis. M. Mesmer, sans en connoître aucune & sans avoir des faits, en trouve toujours de reste pour tout expliquer.

» contre l'autre ; l'une par le nord, l'autre par le
» sud ? Par l'électricité, on change comme on sçait,
» la direction des pôles.

» Si l'on frappe une barre de fer aimantée par le
» milieu, on *détruit* le Magnétisme par l'effet du choc (1).
» Si l'on frappe la même barre de fer avec un marteau
» *sept* fois plus pesant, sur une des extrémités, on
» *rappelle* le Magnétisme (2). Tout s'explique par le
» double torrent de la matiere électrique, & tous
» ses phénomènes tombent pareillement sous les sens.
» Le double torrent de matiere, mis en action par
» le frottement, coule avec la rapidité la plus surpre-
» nante, d'un bout du conducteur à l'autre, par les
» deux extrémités (3). Tant qu'aucun obstacle ne s'op-
» pose à ce double écoulement, tout reste dans un
» état apparent de tranquillité. Mais vient-on à mettre
» le moindre obstacle à ce double écoulement, de
» maniere à ne le faire varier par l'interposition de
» quelque corps que ce soit; alors ces deux torrens doi-
» vent par leur choc, produire l'explosion & la secousse
» électrique.

---

(1) On ne détruit pas le Magnétisme par l'effet du choc.

(2) Par conséquent, on ne peut pas rappeller dans un corps une chose qui n'a pas cessé d'y être; se servit-on d'un marteau sept fois, huit fois, douze fois plus pesant que le corps qu'on frappe.

(3) M. Mesmer étoit tout-à-l'heure dans la matiere magnétique; le voici dans la matiere électrique, & toujours dans ses deux torrens.

» Tout le monde connoît, continue M. Mesmer,
» la propriété électrique de l'homme; comme ses che-
» veux se dressent & s'écartent par l'influence électri-
» que, le mouvement du sang le plus épais est sin-
» gulierement accéléré; comme on le peut faire jaillir
» par degrés, selon qu'il est plus ou moins imprégné
» de matiere électrique; comme on peut tirer des
» étincelles de toutes les parties du corps humain élec-
» trisé, &c. On conçoit donc aisément que l'homme
» est également pénétré par le double torrent de
» fluide universel, & qu'il doit avoir ses pôles &
» ses surfaces, ainsi que toutes les autres substances
» de la nature, qui sont plus ou moins pénétrées de
» ce même fluide universel, suivant leurs différentes
» dispositions (1). Or l'existence du fluide universel
» étant réelle dans le corps humain, son double cou-
» rant, son renforcement, son activité, son émanation
» étant si manifestes; voyons maintenant le mécha-
» nisme des maladies nerveuses, & la marche de l'in-
» fluence magnétique.

» N'est-il pas vrai que les humeurs grossieres, pâ-
» teuses, visqueuses, produites par les mauvaises
» digestions, occasionnent des engorgemens, des

---

(1) Ne trouve-t-on pas cette conséquence bien amenée, & singulièrement heureuse. M. Mesmer a bientôt conclu, comme on voit. Parce qu'au moyen de l'Electricité on met en action le fluide électrique, l'homme doit avoir ses pôles, ses courans, & être magnétique.

» obstructions ? C'est à ces viscosités, à ces obstructions
» que l'on doit attribuer le défaut de liberté dans le
» cours du fluide universel, & dans l'activité qu'il
» doit imprimer aux nerfs, & de-là aux vaisseaux.
» Les fonctions languissant, les sucs se dépravent, &
» la machine se détruit en tout ou en partie, ou bien
» s'altere visiblement.

» De même qu'un fer qui se rouille & tombe en
» efflorescence par succession de tems, n'a plus la
» faculté magnétique, en lui donnant sa premiere
» forme par le moyen de la faculté, de même le fluide
» universel détruit (1) ou affoibli dans un corps mala-
» de, doit être corroboré par addition pour pouvoir re-
» prendre sa premiere vigueur, & dissiper les obstacles.

» De-là, on peut conclure combien les saignées
» abondantes, & les médicamens visqueux tendent
» à la destruction de la machine, puisqu'en énervant
» les forces sous prétexte de prévenir ou de guérir des
» inflammations imaginaires, on produit souvent le
» mal là où il n'existe point (2). On voit peu de ma-

---

(1) Le fluide universel ne se détruit pas ; il n'est pas au pouvoir de M. Mesmer de l'atteindre, quoiqu'il dise qu'il le corrobore, &c.

(2) Lorsque M. Mesmer racontoit ses miracles opérés au moyen de l'aimant, il admettoit, comme de raison, l'inflammation des viscères. Ici, c'est toute autre chose ; les inflammations sont des chymères, & par conséquent les saignées, les médicamens *visqueux* qu'on emploie dans ce cas sont inu-

» ladies nerveuses qui ne soient produites par le
» ralentissement du fluide universel, & qui ne puissent
» être dissipées par son rétablissement ».

Ce rétablissement du fluide universel, ajoute l'interprête de M. Mesmer, s'opere visiblement par ses manipulations. On trouve encore dans le *Recueil des effets salutaires de l'Aimant*, pag. 202 :

« Qu'une suite d'expériences & les profondes mé-
» ditations de M. Mesmer, sur un objet si important,
» l'ont conduit par une physique éclairée, jusqu'à dé-
» couvrir non-seulement l'analogie du magnétisme ani-
» mal avec le magnétisme minéral, mais encore des pro-
» priétés inconnues jusqu'ici dans les phénomènes de
» l'aimant, telle que celle d'être réfléchi par les miroirs,
» suivant l'angle d'incidence, de même que la lumiere,
» celle d'acquérir une force surprenante par le son des
» instrumens touchés par le magnétiste, quel que soit
» l'instrument dont il joue (le son de sa voix, le feu
» de ses yeux fixés sur les yeux du malade, ou sur la
» partie affectée, produisant des effets singuliers); celle
» enfin de saturer l'eau, de la rendre elle-même magné-
» tique; que M. Mesmer a trouvé le secret de s'approprier

---

tiles, & tendent à la destruction de la machine. Il faut que ce M. Mesmer soit bien heureux dans sa pratique, puisqu'il remédie sans saignée & sans mucilagineux, aux inflammations que les Médecins ne guérissent, tous les jours, qu'avec des saignées & des mucilagineux.

» une plus grande quantité de feu élémentaire, que
» celle qui paroît nécessaire pour entretenir les êtres de
» la nature dans leur intégrité ; qu'il le rend plus petit
» sur lui-même & sur les autres ; qu'il il le communi-
» que, le propage, &c. »

Mais toutes ces assertions, toutes ces grandes découvertes se trouvent renfermées dans les vingt-sept Propositions, qu'on va lire, & qu'on regarde avec raison, comme l'évangile du Magnétisme.

PROPOSITIONS de M. Mesmer sur le Magnétisme animal (1), & leur examen.

I.

« Il existe une influence *mutuelle* entre les corps célestes, la terre & les corps animés. »

Sentiment de quelques Astrologues, d'Avicenne, de Wirdig, &c. Mais parce que cette assertion est dans les livres, s'enfuit-il qu'elle soit fondée ? Quant aux influences des astres sur la terre & les corps animés ; on sait à quoi s'en tenir à cet égard. (Voyez sur-tout Mead, *De imperio solis & lunæ in corpora humana*).

---

(1) Ces propositions sont extraites d'un *Mémoire de M. Mesmer sur la découverte du Magnétisme Animal*, publié à Paris chez Didot en 1779. Il est composé de 85 pages, dont il y en a 27, avec des notes en petit texte, sur la cure miraculeuse de Mlle Paradis, de Vienne, à qui M. Mesmer a rendu, comme on sçait, la vue. Le reste de cet écrit ne contient que les démêlés de M. Mesmer avec le pere, la mere de Mlle Paradis, avec le Pere Hell, avec M. Ingenhous l'Inocnlateur, avec la Faculté de Vienne, &c. & il n'y a, à la rigueur, dans ce Mémoire, que ces propositions, qui aient un rapport direct avec la doctrine magnétique, & qui en sont le fondement.

I I.

» Un fluide univerfellement répandu & continué de maniere à ne fouffrir aucun vuide, dont la fubtilité ne permet aucune comparaifon, & qui, de fa nature, eft fufceptible de recevoir, propager & communiquer toutes les impreffions du mouvement, eft le moyen de cette influence. »

Ce fluide a été déja plufieurs fois annoncé ; les modernes n'ont fait que changer fon nom. C'étoient les *atômes* de Démocrite, l'*éther*, le *fpiritus*, l'*anima mundi*, le *fpiritus univerfalis* des anciens Philofophes, le *quinta-effentia*, l'*azoth*, l'*alkaeft*, le *magnale* des Alchymiftes, l'*elementum catholicum fublunare* de Robert Flud, l'*efprit aero-célefte* de Wirdig, la *matiere fubtile* de Defcartes, l'*efprit fubtil*, *éthéré* de Newton, l'*éther* de Mead, le *troifieme élément* de Swedenborg, le *fluide univerfel*, *électrique*, *magnétique* des Phyficiens modernes.

I I I

» Cette action réciproque eft foumife à des loix méchaniques inconnues jufqu'à préfent. »

Avancer que les loix auxquelles l'action du

fluide universellement répandu est soumise, sont inconnues jusqu'à présent, & vouloir faire entendre qu'on les connoît, c'est le comble du délire. M. Mesmer ne sait donc pas que les hommes faits pour être écoutés, tels que Newton, se sont déja expliqués sur ce point, & de la maniere qui convient. " On n'a pas encore, dit Newton, à la fin
„ de ses principes, une assez grande quantité d'ex-
„ périences, pour déterminer & démontrer exac-
„ tement les loix suivant lesquelles ce fluide agit."

I V.

«Il résulte de cette action des effets alternatifs qui peuvent être considérés comme un flux & reflux. »

En examinant les effets qui résultent de cette action, considérée même comme flux & reflux, quel avantage en résulte-t-il pour l'économie animale? Tous les fluides sont généralement soumis à une pression plus ou moins forte, occasionnée par le fluide de l'espace. Keil, Halley, Bernoulli l'ont démontré. Les Philosophes, les Médecins Physiciens connoissent & savent apprécier ses changemens avec divers instrumens. Ces mots pompeux de *flux & reflux*, font vuides de fens, & prouvent que celui qui les emploie ne fent pas tout le ridicule de leur application.

V.

« Ce flux & reflux eft plus ou moins général, plus ou moins particulier, plus ou moins compofé, felon la nature des caufes qui le déterminent. »

Extenfion de la même idée, & pétition de principe. Ce flux & reflux étoit déja déterminé par une caufe, puifqu'il étoit le réfultat de l'action du fluide univerfel.

V I.

« C'eft par cette opération, la plus univerfelle de celles que la nature nous offre, que les relations d'activité s'exercent entre les corps céleftes, la terre & fes parties conftitutives. »

C'eft donc par le flux & reflux que les relations d'activité s'exercent entre les corps céleftes, la terre & fes parties conftitutives ? Il y a peu de propofitions auffi ridicules que celle-ci. On pourroit expliquer toutes les relations d'activité par le chaud, par le froid, par la dilatation, la condenfation. L'Auteur ne fent pas qu'on ne peut expliquer un effet par un autre.

VII.

« Les propriétés de la matiere & des corps organifés dépendent de cette opération. »

Il femble que la différence des corps organifés à la matiere, n'eft pas affez grande pour les diftinguer. M. Mefmer veut parler fans doute des corps organifés & de ceux qui ne le font pas, c'eft-à-dire, de la matiere inerte ou inanimée. Dans tous les cas, il fe trompe groffiérement, de prétendre que les propriétés de la matiere dépendent du flux & reflux. Le bon Suabe ne fait pas que toute propriété eft inhérente aux corps, & ne peut dépendre d'une caufe étrangere.

VIII.

« Le corps animal éprouve les effets alternatifs de cet *agent*; & c'eft en s'infinuant dans la fubftance des nerfs, qu'il les affecte immédiatement. »

M. Mefmer fe familiarifant peu à peu avec fon flux & reflux, finit par en faire une fubftance. Il appelle *agent* un flux & reflux, une opération, une action. Mais une action s'infinue-t-elle dans la fubftance des nerfs ? Ce feroit tout au plus le fluide dont il veut parler. Mais fi ce fluide occupe tout, même l'intérieur des nerfs, comment peut-il s'y infinuer ? Il ne feroit tout au plus qu'ébranler par fecouffes celui qui y eft déja contenu. Si M. Mefmer connoiffoit Newton, il auroit appris à parler de l'action de ce fluide. « C'eft ce fluide, » dit Newton, qui produit nos mouvemens & nos » fenfations par fes vibrations, qui fe commu- » niquent depuis l'extrêmité de nos organes juf- » qu'au cerveau, par le moyen des nerfs ».

IX.

« Il fe manifefte dans le corps humain des propriétés analogues à celles de l'aimant. On y diftingue des *pôles* également divers & oppofés, qui peuvent être communiqués, changés, détruits & renforcés. Le phénomène même de l'inclinaifon y eft obfervé. »

On entend bien la premiere partie de cette propofition, qu'on trouve dans prefque tous les livres des vifionnaires, fur la prétendue vertu magnétique de l'homme, analogue à celle de l'aimant. (Voyez fur-tout Paracelfe, Vanhelmont, Roberd Flud, Wirdig, le Chevalier Digby, &c.) Cela n'empêche pas qu'elle ne foit fauffe. Mais on n'entend pas la deuxieme partie de la même propofition, c'eft-à-dire, qu'on *diftingue des pôles divers & oppofés dans le corps humain*. C'eft une mauvaife paraphrafe du troifieme chapitre du livre deuxieme de Robert Flud, qui admettoit de pareils pôles & des équateurs. Mais, au moins, Robert Flud s'entendoit. Ignorant les véritables loix de la circulation des fluides & leurs canaux, & pour completter fon fyftême fur l'uniformité des corps compofés, il lui étoit permis de fuppofer des pôles & un équateur femblables à ceux de la terre. Puifque le grand monde, difoit-il, a fes pôles & fon équateur, l'homme où le petit monde doit avoir les fiens. Mais aujourd'hui qu'on connoît la valeur des termes en Phyfique; où les vifions, les fyftêmes & les fuppofitions ne paffent plus pour des dogmes, & qu'on fait de quelle maniere les fluides fe meuvent, foit dans des canaux particuliers, foit à travers des parties poreufes & tranfpirables, & ne formant ni tourbillons, ni globes, n'ayant ni axes, ni mouvement de rotation ; il n'eſt plus permis de ſuppoſer des pôles ou des équateurs, termes de convention, admis par les Aſtronomes & les Phyſiciens, pour déſigner par l'un, les extrêmités d'un corps qui a un mouvement de rotation, ou qui donne entrée & ſortie à un fluide, comme dans l'aimant ; & par l'autre, le centre de ce corps ou de ce courant.

Pôle, pour le corps animal, eſt donc un mot abſolument vuide de ſens, qui ne donne idée ni du mouvement connu de nos humeurs, ni de la direction du fluide nerveux. Les directions d'humeurs dans le corps animal, les voies même par leſquelles ſe font les métaſtaſes, les correſpondances, les ſympathies ; tout cela eſt connu depuis Hyppocrate. Le corps humain, ſoumis à l'action d'un principe moteur, qui met en jeu toutes ſes parties & les anime, peut être conſidéré comme une pompe à feu, une machine pneumatique, hydraulique, à ſoupapes, à leviers, à cordages, ſoumiſe aux loix de la Phyſique, de la Méchanique, qui broie, pompe, aſpire, digere, fait des mélanges, des combinaiſons, des ſecrétions, des excrétions, & joue perpétuellement à coups de piſton

Animal.

ton fur le fang, pour en féparer nos humeurs. Il n'y a là ni axes, ni pôles, ni équateurs, ni tourbillons, ni inclinaifon, ni déclinaifon. Une pareille propofition ne méritoit pas même d'être réfutée. Elle fert cependant de bafe au fyftême de M. Mefmer, qui la termine, en difant que le phénomène même de l'*inclinaifon* eft obfervé dans le corps humain. Extravagance dont il n'y a pas d'exemple, même chez les vifionnaires que M. Mefmer a voulu copier.

X.

« La propriété du corps animal, qui le rend fufceptible de l'influence des corps céleftes, & de l'action réciproque de ceux qui l'environnent, manifeftée par fon analogie avec l'aimant, m'a déterminé à la nommer *Magnétifme animal* ».

Quelques efforts qu'ayent fait Paracelfe, & les autres Auteurs magnétiques cités, pour démontrer dans l'homme ou d'autres fubftances animales, cette vertu magnétique ou ce Magnétifme analogue à l'aimant; toutes leurs obfervations fe font réduites à de pures vifions, & à mille abfurdités qui en ont été la suite, telles que ces guérisons qu'ils appelloient sympathiques ou magnétiques, opérées avec la momie, ou avec l'onguent des armes, ou avec l'usnée ou mousse du crâne humain, ou avec l'ongle du pied d'élan, ou avec les remedes avec signature, ou avec des rognures d'ongles, des cheveux, de l'urine, du sang, &c. mis en repos, & dans des troncs d'arbres, ou avec mille autres moyens superstitieux semblables tirés de la même source. (Voyez VAN HELMONT, WIRDIG, BURGRAAVE, MAXWEL). M. Mesmer, dans ses prétentions ou son délire, croit réussir beaucoup mieux que tous ces visionnaires. Il dit même que comme Créateur de la doctrine magnétique, il s'est déterminé à donner le nom de *Magnétisme animal*, à la propriété qu'a le corps animé d'être sensible à l'influence des corps célestes & autres.

Il ne paroîtroit pas plus ridicule & plus absurde de dire que puisqu'une poule aime ses petits & couve ses œufs, le rhinocéros doit aimer la lune & être sensible à ses influences. Parce qu'il est de la nature du fer ou de l'aimant de produire les phénomènes que le fluide qui l'anime présente, s'ensuit-il que l'homme ait une vertu semblable ; & que, puisque l'aimant attire le fer, l'homme doive attirer les astres & être sensible à leurs influences ? Quoique Paracelse ait dit, d'une autre maniere, une partie de ces extravagances, il n'a pas été assez fou pour essayer de les réduire en principes. Cet honneur étoit réservé à l'incomparable M. Mesmer.

Notez que, dans la premiere proposition, M. Mesmer admet une influence mutuelle ou réciproque entre les corps célestes & les corps animés, & qu'ici, il l'a borné à celle que le corps animal reçoit des astres, & à l'action réciproque qu'il y a entre les corps terrestres. Quand on ne fait que déraisonner, il est bien difficile d'être conséquent, ou d'accord avec soi-même.

X I.

« L'action & la vertu du Magnétisme animal ainsi caractérisées, peuvent être communiquées à d'autres corps animés & inanimés. Les uns & les autres en sont cependant plus ou moins susceptibles ».

Si l'action & la vertu du Magnétisme animal

ainsi établies, ne sont pas autrement caractérisées; il est bien à craindre qu'elles ne soient pas mieux communiquées. Mais cette proposition n'est pas tout-à-fait inutile; elle devoit amener & appuyer la dix-huitieme.

XII.

« Cette action & cette vertu peuvent être renforcées & propagées par ces mêmes corps ».

Extension de la proposition précédente; pétition de principes, & remplissage.

XIII.

« On observe à l'expérience l'écoulement d'une matiere, dont la subtilité pénétre à tous les corps, sans perdre notablement de son activité ».

Il est certain qu'on observe à l'expérience les phénomènes électriques & magnétiques. Quant à l'*écoulement* d'une matiere subtile, il n'est pas aussi aisé à démontrer. Mais en supposant que cela soit, comme quelques Physiciens l'ont cru, qu'en résulte-t-il pour la doctrine du Magnétisme animal? Rien. C'est ainsi que de rien en rien, c'est-à-dire, de suppositions en suppositions, on arrive enfin à un résultat de suppositions, qui forment zéro.

XIV.

« Son action a lieu à une distance éloignée, sans le secours d'aucun corps intermédiaire ».

Cela peut être vrai de l'éther ou fluide reconnu universel par les Philosophes; mais que M. Mesmer ne connoîtra vraisemblablement jamais.

XV.

« Elle est augmentée, réfléchie par les glaces, comme la lumiere ».

Quoique M. Mesmer ne prouve aucune de ses propositions, il leur donne toujours de l'extension, comme si elles l'étoient. S'il eût eu un peu de génie, il auroit pu tirer parti de cette idée, qui est dans les Auteurs, & donner des propositions ingénieuses & plus satisfaisantes.

XVI.

« Elle est communiquée, propagée, augmentée par le son ».

Est-ce que l'Auteur ne sait pas que le son n'est

point un corps, que ce n'est qu'une vibration particuliere de l'air, & que ce qui n'est pas corps, ne peut pas transmettre une matiere?

XVII.

« Cette vertu magnétique peut être accumulée, concentrée & transportée ».

Cette proposition sur la vertu magnétique, donnée sans preuve, comme les autres, est ici un hors-d'œuvre déplacé, qui n'a aucun rapport avec les propositions précédentes.

XVIII.

« J'ai dit que les corps animés n'en étoient pas également susceptibles. Il en est même, quoique très-rares, qui ont une propriété si opposée, que leur présence détruit tous les effets de ce magnétisme dans les autres corps ».

Assertion encore gratuite, mais heureusement amenée par l'Auteur, pour soutenir son Magnétisme animal. Quoique l'idée n'en soit pas neuve, elle a d'autres usages & plus d'étendue ici, que dans Roberd Flud, qui la bornoit à *la vertu magnétique négative*. Ici, elle a toute l'extension qu'elle puisse avoir. C'est ce qu'on appelle *la porte de derriere* du Magnétisme animal, que M. Mesmer ouvre fort adroitement pour les incrédules. Quand on n'est pas sensible au Magnétisme animal, ce qui arrive à tous ceux qui ne sont pas susceptibles d'illusion, il a soin d'attribuer cette propriété à un Antimagnétisme dont on est imbu. Cette proposition étoit, comme on voit, non-seulement nécessaire pour pallier les défauts d'un pareil système, mais pour servir à tirer parti de tout, même des erreurs les mieux démontrées.

XIX.

« Cette vertu opposée pénetre aussi tous les corps; elle peut être également communiquée, propagée, accumulée, concentrée, transportée, réfléchie par les glaces, & propagée par le son; ce qui constitue non-seulement une privation, mais une vertu opposée & positive ».

Dans la deuxieme proposition, c'étoit une action qui s'insinuoit dans la substance des nerfs; ici c'est une vertu réelle & positive, opposée au Magnétifme animal, qui pénètre tous les corps; qui eft portée, propagée par le fon, &c. De grace, M. Mefmer! expliquez-vous donc? Parlez-vous d'un être réel ou chimérique? D'une fubftance ou d'une qualité? D'une action ou d'un agent? Si c'eft d'un agent, il y en a donc deux, un pofitif, un négatif? Un qui engraiffe, par exemple, un autre qui maigrit; un qui empêche l'effet de l'autre. Si cela eft, nous voici encore dans les idées de Robert Flud, dans les rayons froids & les rayons chauds; ou bien dans le mouvement & le repos; ou enfin entre deux puiffances, dont l'une rend fenfible aux influences céleftes, & l'autre y rend infenfible ou en empêche les effets. Soyez de bonne foi : comment voulez-vous qu'on entende ce que c'eft qu'*un corps non magnétique animal pofitif*, fi vous n'expliquez pas auparavant ce que c'eft qu'*un corps magnétique animal pofitif* ? Si le Magnétifme eft quelque chofe, le Non-magnétifme pourroit bien n'être rien ; & fi le Magnétifme n'eft rien, comment fon abfence pourra-t-elle être quelque chofe ? D'abord, cette abfence n'étoit que le fymbole de l'incrédulité ; elle eft transformée ici en vertu pofitive. M. Mefmer a dit plufieurs fois qu'on pouvoit faire accroire aux Français tout ce qu'on vouloit. C'est extrêmement honnête & obligeant.

X X.

« L'aimant, soit naturel, soit artificiel, est, ainsi que les autres corps, susceptible du Magnétisme animal, & même de la vertu opposée ; sans que ni dans l'un ni dans l'autre cas, son action sur le fer ou l'aiguille souffre aucune altération. Ce qui prouve que le principe du Magnétisme animal differe essentiellement de celui du minéral ».

Qu'on examine attentivement cette proposition, & qu'on la rapproche des précédentes. Les dix-sept premieres ont pour objet capital d'établir les fondemens d'une doctrine neuve, celle du Magnétisme, considéré comme une propriété qu'ont les corps d'être susceptibles des influences célestes & de l'action réciproque des autres substances, d'après la propriété du corps animal analogue à celle de l'aimant, (voyez dixieme proposition) & le tout en vertu d'un agent ou fluide universel, dont la subtilité ne permet aucune comparaison ; dont l'action se fait sentir à tous les êtres animés & inanimés. (Voyez onzieme proposition). La dix-huitieme, la dix-neuvieme & la vingtieme ont pour objet d'établir le contraire, c'est-à-dire, qu'il y a des corps animés & inanimés, qui ne sont pas susceptibles de l'influence céleste, ni de l'action réciproque qu'il y a entre les animaux, ni de celle de cet agent, fluide universel, qui pénètre tout, & qui a tant de puissance dans la nature. De façon que M. Mesmer admet & n'admet pas la propriété qu'il annonce.

Mais le changement qui s'est opéré en lui, ou dans son Magnétisme, est encore plus frappant que ces contradictions ou ces vertus de nature opposée. On a vu, un peu plus haut, que M. Mesmer rendoit tout magnétique, le bois, les pierres, les chiens mêmes, (voyez pag. 56) &c. Ici le corps animal, appliqué à l'aimant, ne produit plus d'effet sur ce minéral; l'aiguille aimantée ne se dérange plus par son approche. Ce minéral prend bien un double Magnétisme, savoir le Magnétisme & l'Anti-magnétisme animal, mais sans que l'un ou l'autre lui cause la moindre altération; & pour le prouver, M. Mesmer, dans ses leçons, met sa main ou d'autres corps entre l'aiguille & l'aimant, sans produire le moindre dérangement à cette aiguille; d'où il conclut que le Magnétisme animal n'a aucune action sur le minéral. Ainsi, par l'effet du nouveau Magnétisme, l'aiguille aimantée, le corps le plus délicat de la nature, le plus susceptible des impressions du fluide de l'espace, qui éprouve & manifeste, par ses variations, l'effet de l'électricité, celui du choc, du moindre frottement, celui des météores qui changent sa direction, même avant que de paroître, celui des aurores boréales & australes, qui la font varier de très-loin, enfin celui de la présence même des corps animés, suivant les observations de M. de Cassini; & cette pierre de touche si fine, qui seule pouvoit démontrer, par ses mouvemens, si M. Mesmer étoit magnétique, s'il communiquoit cette vertu à diverses substances, comme il l'annonce, devient tout-à-coup & comme par enchantement, rebelle, insensible à tout, à l'action même de M. Mesmer, si éminemment magnétique, & à celle de son agent.

Il est certain qu'il y a peu d'exemples d'un charme aussi puissant, & que jamais on ne commanda à la nature & à l'aimant d'une maniere si étonnante & si efficace ; puisque M. Mesmer est magnétique en Allemagne, au point d'aimanter tout ce qu'il touche, le papier, le bois, tout, jusqu'aux chiens ; & ne peut pas causer la moindre variation à l'aiguille aimantée, à Paris.

Eh bien ! quel est dorénavant celui des Mesmer que nous devons croire ? Est-ce le Mesmer magnétique d'Allemagne, ou le Mesmer non magnétique de Paris ? Mais consolez-vous, M. Mesmer ! Un nommé M. Bergasse n'a-t-il pas dit (voyez *p. 13* de la *Réponse d'un Médecin de Paris à un Médecin de Province*) qu'on n'a jamais offert à la curiosité humaine de découverte plus étonnante, plus universelle & plus utile ; & *pag. 27*, que le système de M. Mesmer est composé de parties si bien liées entr'elles, que prouver qu'il est faux dans un point, c'est établir sa fausseté dans tout le reste.

X X I.

« Ce système fournira des éclaircissemens sur la nature du feu & de la lumiere, ainsi que dans la théorie de l'attraction, du flux & reflux, de l'aimant & de l'électricité ».

Cette promesse ne ressemble-t-elle pas à celle de ce fol d'Athenes, placé au port du Pyrée, qui disposoit à son gré de tous les vaisseaux qu'il y voyoit entrer, croyant qu'ils étoient à lui.

XXII.

« Il fera connoître que l'aimant & l'électricité artificielle n'ont à l'égard des maladies que des propriétés communes avec plusieurs autres agens que la nature nous offre ; & que s'il est résulté quelques effets utiles de l'administration de ceux-là, ils sont dûs au Magnétisme animal ».

Il est certain qu'on peut démonter que l'aimant ou le fer, appliqués extérieurement, n'ont à l'égard des maladies que des propriétés communes avec plusieurs autres agens, tels que les pierres, le bois, le papier, &c. M. Mesmer en a déja fait l'expérience en Suabe, & à cet égard on doit l'en croire. Quant à l'électricité artificielle ; pour en parler, il faut la connoître, & on ne s'apperçoit pas que M. Mesmer en ait des notions bien claires. Elle paroît néanmoins plus puissante que le Magnétisme, puisque lorsqu'un corps est magnétifé, l'électricité le démagnétise. Pour ce qui est des effets utiles, résultans de l'aimant ou de l'électricité, M. Mesmer, comme de raison, les rapporte tous au Magnétisme animal. C'est l'usage de tous ces Messieurs faiseurs de systêmes. Ils rapportent tout à leur idôle.

XXIII.

« On reconnoîtra par les faits, d'après les regles pratiquées que j'établirai, que ce principe peut guérir immédiatement les maladies de nerfs, & immédiatement les autres ».

Suite de la même jactance & charlatanerie.

XXIV.

« Qu'avec son secours le Médecin est éclairé sur l'usage des médicamens; qu'il perfectionne leur action, & qu'il provoque & dirige les crises salutaires, de maniere à s'en rendre le maître ».

Les Charlatans systématiques n'ont jamais tenu un autre langage. Avec leurs principes, on est éclairé sur toutes les maladies, sur l'action de tous les médicamens: tout s'explique aisément & devient clair; on n'est plus embarrassé. Si on leur demande par exemple: *Quare opium facit dormire ?* Ils ne répondent pas comme Moliere: *quia in eo est virtus dormitiva*; mais un Adepte magnétisant vous répondra: *quia in eo est virtus magnetica, à Doctorissimo Mesmero nuper decouverta.*

XXV.

« En communiquant ma méthode, je démontrerai, par une théorie nouvelle des maladies, l'utilité universelle du principe que je leur oppose ».

Une théorie nouvelle ne sera pas une nouveauté. Quant à l'utilité universelle de ce principe, on dispense M. Mesmer de l'exposer; la liste des morts magnétisés est un peu trop longue; à moins que M. Mesmer ne veuille parler de l'utilité des remarques qu'il fait sur l'ouverture d'une multitude de corps qui meurent entre ses mains.

XXVI.

« Avec cette connoissance, le Médecin jugera sûrement l'origine, la nature & les progrès des maladies, même des plus compliquées. Il en empêchera l'accroissement, & parviendra à leur guérison, sans jamais exposer le malade à des effets dangereux ou à des suites fâcheuses, quels que soit l'âge, le tempérament & le sexe. Les femmes, dans l'état de grossesse, & lors de l'accouchement, jouiront du même avantage ».

Avec cette connoissance, le Médecin pourra juger, par exemple, si un homme a été infecté, empoisonné ; cela éclairera les Juges. Jacques Aymart, avec sa baguette divinatoire, promettoit de découvrir les voleurs où qu'ils fussent. Le Médecin, à l'aide du même principe, ajoute M. Mesmer, empêchera l'accroissement des maladies, sans que les malades soient exposés à rien de fâcheux. Les femmes même, dans l'état de grossesse, jouiront des mêmes avantages. Il nous semble que M. Mesmer s'est un peu trop pressé de particulariser les cas ; il devoit se contenter de généralités, ou attendre que Madame de la Porte fût accouchée heureusement (1).

---

(1) Mad. de la Porte, femme de l'Intendant de ce nom, d'après les promesses de M. Mesmer, & dans la confiance

XXVII.

XXVII.

Cette doctrine mettra le Médecin en état de bien juger du degré de santé de chaque individu, & de le préserver des maladies auxquelles il pourroit être exposé. L'art de guérir parviendra ainsi à sa derniere perfection.

Le Magnétisme sera donc désormais la pierre de touche avec laquelle on jugera du degré de santé de chaque individu, lequel se trouvera préservé de toutes les maladies. Paracelse, Maxwel, le Chevalier Digby, tous les Médecins sympathiques, cabalistiques, spagyriques, magnétiques; tous ceux qui ont proposé des talismans, un remede universel; Sacrobosco, Polony, le Comte de Saint-Germain, Ailhaud, Arnoud, Dacher, Cagliostro; enfin tous les porteurs de panacée universelle n'ont jamais parlé autrement, & ont toujours eu beaucoup de partisans.

---

qu'il n'y avoit rien à craindre des manipulations du Magnétisme pour une femme grosse, a été se faire magnétiser dans cet état chez M. Mesmer. Mais le hazard a voulu que le Magnétisme n'ait pas empêché Mad. de la Porte de faire une fausse-couche, dans le tems qu'on la magnétisoit chez M. Mesmer, au mois de Juin.

M. Mesmer a ajouté dans son *Précis his-torique des faits relatifs au Magnétisme*, pag. 24 & 25, « que le magnétisme animal doit
» être considéré, dans ses mains, comme
» *un sixieme sens artificiel;* que les sens ne
» se définissent ni ne se décrivent, qu'ils se
» sentent. Qu'il en est de même du magné-
» tisme animal; qu'il doit en premier lieu, se
» transmettre par le sentiment, & que le
» sentiment peut seul en rendre la théorie
» intelligible (1) ».

Il ajoute, pag. 122, que la véritable hydros-copie, (faculté de voir les liquides à travers les rochers, les pierres, les murailles, &c.) n'est pas entierement hors de nature; & il

---

(1) On voit que M. Mesmer a prévu l'objection qu'on pourroit lui faire, que toute doctrine, toute science doit être exposée clairement, définie, être enfin intelligible. Pour se tirer d'affaire, il nous dit que la science du Magnétisme ne se définit pas s qu'elle appartient au moral; qu'elle est toute sentimentale, & que celui qui la possède a l'avantage de jouir d'un sens de plus. Ce qui ne laisse pas d'être fort agréable, sur-tout lorsqu'il s'agit de découvrir les sources, comme on va le voir.

prend la défense de l'hydroscope du Dauphiné, contre M. de la Lande (1).

Nous croyons avoir rapporté à peu-près tout ce qui appartient à la partie théorique du syſtême de M. Meſmer; & à l'exception de ſes méditations profondes, qui n'ont pas un rapport direct avec ſa doctrine, de ſes extaſes dans les forêts d'Allemagne, qui reſſembloient, d'après ſon aveu, (*voyez* Précis *hiſtorique, pag.* 22) à des attaques de phrénéſie, on a tout expoſé. Il nous a paru également inutile de rapporter ou de commenter cette réflexion que M. Meſmer faiſoit encore, en Allemagne, « qu'il n'y a qu'une nuance » imperceptible de l'enthouſiaſme à la folie, » (*ibid.* p. 22), & qu'il a vu, dans un accès de cette nature, le moment où il a craint de ne pouvoir plus diſcerner l'un de l'autre;

---

(1) A ce ſujet, le Docteur Meſmer diſoit un jour, dans un moment d'enthouſiaſme, à ſes Adeptes & à ſes Malades, que puiſqu'on le forçoit de s'expliquer ſur ce point, il étoit très-vrai qu'au moyen de ſon ſixième ſens, il voyoit les objets à travers les murailles. M. de Monteſquiou, M. Galinié entr'autres étoient préſens.

& à cette occasion, il avertit charitablement & modestement tous les hommes de génie, comme lui, de prendre bien garde à ce passage dangereux. Nous croyons en effet le conseil très-bon. D'ailleurs, ce n'est plus ici une affaire d'hypothèse; c'est un fait d'observation.

Résumé des Propositions.

Il est aisé de voir, d'après cet exposé, que tout ce système de M. Mesmer, sur le Magnétisme animal, qui embrasse toute la nature, qui lie tous les êtres, qui établit tous les rapports d'activité entr'eux, & l'harmonie de ce vaste univers, annoncé jadis avec autant d'emphase qu'aujourd'hui, mais avec plus de génie, par Paracelse, Robert Flud, Wirdig & autres, n'est fondé que sur des assertions gratuites, sur la supposition d'une propriété du corps animal, analogue à celle de l'aimant; propriété imaginaire, qui n'a donné naissance qu'à des visions, qu'à l'emploi de moyens absurdes & ridicules pour opérer la guérison de nos maux. On y voit de plus, que M. Mesmer n'ayant eu ni assez de génie, ni assez de connoissances en Physique, en Astronomie, &c. pour saisir la chaîne des rapports qu'un pareil systême, susceptible de la plus grande étendue, pouvoit faire appercevoir, il n'a pas sçu même imiter les grands modeles qu'il avoit sous les yeux, & que les moyens rapportés pour le soutenir, n'étant que des observations illusoires ou des expériences fausses ou contradictoires, n'ont pû lui servir d'appui solide ; que ses connoissances en Médecine, en Physiologie, étant extraordinairement bornées, tous les exemples d'application ou de liaison de ses principes, de son systême à l'art de guérir, aux maladies, se sont trouvés si éloignés de la vraisemblance & de la vérité, qu'ils n'ont pu inspirer la moindre confiance aux gens instruits ; mais qu'ayant été présentés d'une maniere captieuse ou illusoire à une certaine classe d'hommes, ils ont excité chez eux cet enthousiasme, que tout ce qui paroît hors de la portée de l'esprit ou qui est énigmatique, excite toujours. On voit enfin que, sur vingt-sept Propositions auxquelles ce fyftême fe réduit, & dont il n'y en avoit que treize néceffaires, les onze premieres, la quatorzieme & la vingtieme, (les autres étant ou un extenfion des précédentes, ou du rempliffage, ou de la jactance), il n'y a, à la rigueur, que les deux premieres, la neuvieme, la dixieme, la treizieme, la quatorzieme & la vingtieme qui méritoient d'être examinées, en ce qu'elles renferment tous les principes de ce fyftême. La premiere n'eft ni neuve, ni prouvée; la deuxieme eft une répétition de ce qui eft dans les livres; la neuvieme qui eft la principale, eft fauffe dans tous les points; la dixieme, n'eft que la définition du Magnétifme; la treizieme & la quatorzieme préfentent peut-être une vérité, mais étrangere au Magnétifme animal; & la vingtieme n'eft qu'un tiffu énigmatique d'affertions captieufes fur des expériences démontrées fauffes, ou contradictoires avec d'autres.

Il eft aifé de voir encore, que la dix-huitieme & la dix-neuvieme, fur la vertu négative du Magnétifme animal, font une énigme fans mot, & heureufement trouvée pour fauver l'Auteur, en cas qu'il fut entendu ou démasqué ; & que son sixieme sens artificiel, ou son hydroscopie, n'est autre chose qu'une fiction de plus, imaginée pour captiver les esprits, & à la faveur de laquelle on gagne du temps & de l'argent.

On vient de voir sur quels fondemens est établi le système que M. Mesmer a réduit en principes. Voici un échantillon de sa doctrine sur les maladies, qu'il n'a fait que promettre dans ses Propositions, mais que ses Elèves ou Adeptes ont publiée, & qu'il n'a point désavouée.

C'est M. Deslon principalement qui l'a développée, dans ses *Observations sur le Magnétisme animal*, imprimé à Paris, en 1780.

« De même qu'il n'y a, dit-il, qu'une nature, qu'une vie, qu'une santé ; il n'y a, selon M. Mesmer, qu'une maladie, qu'un remede, qu'une guérison.

» La nature subordonnée à l'impulsion qui lui a été donnée par la main créatrice, porte en nous par mille canaux divers l'action de la vie. Le libre cours de cette action dans nos organes, constitue la santé.

» Lorsque le cours de cette action est arrêté par
» des résistances occasionnelles, la nature fait effort
» pour vaincre les obstacles. Ces efforts, nous les
» avons nommés *crises*.

» Lorsque ces efforts parviennent à surmonter les
» obstacles, les crises sont heureuses; l'ordre primi-
» tif est rétabli : nous sommes guéris.

» Au contraire, lorsque les efforts sont insuffi-
» sans, les crises ont des suites fâcheuses : l'action
» de la vie manque son effet, & nous demeurons
» en état de maladie, si nous ne mourons pas.

» Si toutes les crises insuffisantes ne menent pas
» à la mort prochaine, cela vient de ce que les
» canaux abandonnés par l'action de la vie, ne sont
» pas également nécessaires à notre existence; mais
» ils lui sont plus ou moins essentiels.

» Des dépôts étrangers à cette existence, obstruent,
» en s'accumulant les canaux délaissés, & donnent
» naissance à autant de monstruosités qui se décelent
» par des accidens variés à l'infini.

» Les Médecins ont donné à chacun de ces ac-
» cidens un nom particulier, & les ont définis
» comme autant de maladies. Les effets sont innom-
» brables. La cause est unique.

» Rendre à la nature son véritable cours, est la
» seule médecine qui puisse exister.

» Ainsi que la médecine est une, le remède est
» un ; & tous les remèdes usités dans la Médecine

» ordinaire, n'ont jamais obtenu des succès avanta-
» geux, qu'en ce que, par des combinaisons heureuses,
» mais dues au hasard, ils servoient de conducteurs
» au Magnétisme animal.

» Ceux qui voudront raisonner sur le Magnétisme
» animal, ne doivent pas oublier que M. Mesmer
» n'entend guérir qu'à l'aide des crises, c'est-à-dire,
» en secondant ou provoquant les efforts de la
» nature.

» De-là, il suit que s'il entreprend la cure d'un
» fou, il ne le guérira qu'en lui occasionnant des
» accès de folie. Les vaporeux auront des accès de
» vapeurs; les épileptiques, d'épilepsie, &c.

» Le grand avantage du Magnétisme animal con-
» siste donc à accélérer les crises sans danger. Par
» exemple, on peut supposer qu'une crise opérée en
» neuf jours par la nature, réduite à ses propres
» forces, sera obtenue en neuf heures, à l'aide du
» Magnétisme animal ».

Un des principaux interprètes de M. Mesmer & Adepte, M. Court de Gebelin, s'est encore
expliqué clairement au sujet de la théorie
de M. Mesmer sur les maladies, dans une lettre,
en datte du 28 Mai 1783, adressée à M. Maret,
Secrétaire perpétuel de l'Académie de Dijon,
& qu'on trouve rapportée un peu plus loin.

L'Auteur y dit que » s'il avoit plus de tems, il feroit voir comment, en effet, il n'existe qu'une maladie & qu'un remede ; comment tout ce qu'on appelle *maladies*, en général, ne sont que les symptômes & les indications d'un foie vicié ; comment la Médecine, prenant les trois quarts de ces maladies pour le mal réel, n'attaque qu'un phantôme, laissant toujours instant ce foyer, qui se joue de la Médecine, &c. » Voyez *Lettre de M. C. de Gebelin.*

On voit encore dans un écrit attribué à M. Bergasse, (*Réponse d'un Médecin de Paris à un Médecin de Province, Paris* 1782), Adepte de la premiere classe, les mêmes idées sur les maladies ; d'où on peut conclure que c'est-là la vraie doctrine de M. Mesmer.

Ainsi, les choses ramenées à leur source ; toute la théorie de M. Mesmer, se réduit à admettre des humeurs grossieres, visqueuses, qui empâtent les viscères, sur-tout le foie, & qui forment des obstructions ; de-là, la gêne dans le cours du fluide universel, ou pour parler comme M. Deslon, de-là, l'obstacle au libre cours de l'action de la vie; & comme il n'y a qu'une nature, qu'une vie, qu'une santé, suivant tous ces Messieurs, il ne doit y avoir qu'une maladie, qu'un remede, qu'une guérison.

Il est certain que cette doctrine a cela de commode; c'est que si elle n'est pas vraie, elle est du moins bien simple, & n'est pas difficile à concevoir. On n'a plus besoin de se casser la tête pour étudier la nature, les maladies, pour approfondir leurs causes, pour en connoître les différences. Tout se réduit à une seule cause, à une seule maladie, à un seul remede: il faut fermer les écoles. Ainsi, je suppose, par exemple, qu'un homme ait une forte inflammation, soit au cerveau, soit au bas-ventre, soit à la poitrine, aux reins, ou à la vessie; demandez aux Magnétistes d'où vient cette maladie; quelle en est la cause ou le caractère? La réponse est toute prête; ce sont des humeurs grossieres, visqueuses, un foie vicié, des obstructions, une interruption dans le cours du fluide universel.

Lorsqu'un homme est accablé, qu'il est dans le délire, qu'il a une fiévre putride; il n'y a non plus que des obstructions. Il ne faut d'autre secours que le Magnétisme. Mais s'il a du chagrin, des hydatides aux reins? Qu'y a-t-il? Obstruction, obstacle à l'action du fluide universel; vîte au Magnétisme. Mais s'il est attaqué d'une fiévre lente, entretenue par un ulcère interne, ou d'une fiévre ardente avec chaleur, ardeur, soif inextinguible; d'où dépend cette maladie? Des obstructions. Et quel est le remede? Le Magnétisme. Mais s'il a par hazard la gale, ou le scorbut, ou le mal vénérien? Quelle est la cause de sa maladie? Obstruction, interception de l'action de la vie. Quel est le remede? Le Magnétisme, (excepté pour le mal vénérien qui est la seule maladie sur laquelle il n'a pas d'action). Mais s'il avoit la lépre ou le ver solitaire? Quelle seroit la cause de ces maladies? Obstructions, humeurs grossieres, visqueuses. Et quel seroit le remede? Le Magnétisme. Mais si c'étoit un enfant dans le travail de la dentition, & qui eut des convulsions; s'il avoit mal aux yeux ? Si c'étoit une femme qui eut un cancer à la suite d'un coup; ou une descente avec étranglement; ou bien la pierre dans la vessie ? Quelle seroit la cause de ces maladies ? Obstruction, humeurs grossieres, visquéuses. Et le remede ? Le Magnétisme. Mais si quelqu'un avoit reçu un coup de feu, que la balle fût restée dans le corps ? Quelle seroit la cause de la maladie ? Obstruction, humeurs grossieres, visqueuses. Et quel seroit le remede ? On vous l'a déja dit: le Magnétisme. Mais si quelqu'un avoit reçu un grand coup d'épée dans la poitrine ? S'il s'étoit cassé la jambe ? S'il avoit la peste, la petite vérole, la rougeole, le pourpre, le millet ? Quelle seroit la cause de ces maladies ? On vous dit qu'il n'y en a qu'une, & que le remede est le Magnétisme. Mais s'il s'étoit laissé tomber du haut de la maison, qu'il se fût fracassé la tête; ou qu'il eût des varices, un anévrisme, des crinons, des ascarides, &c. qu'elle seroit la cause de ces maladies. On vous dit qu'il n'y en a qu'une; & le remede ? Le Magnétisme.

Il faut convenir qu'on fait tous les jours

de grandes découvertes, & qu'on a bien trouvé l'art d'abréger la science & les difficultés. Avec trois mots, vous voilà Médecin, M. le Marquis. Donnez cent louis, & prononcez seulement, *fluide universel*, *obstruction*, & *magnétisme* ; vous êtes aussi savant que tous les Docteurs de la Faculté.

Cependant, on ne peut se dissimuler qu'il n'y ait quelques exceptions à faire à cette regle. Mais il en est de cela comme du sixieme sens artificiel, au moyen duquel on voit à travers les murailles ; cela se sent ; mais ne peut pas se définir.

Par la même raison que tout homme qui n'a pas perdu entierement l'usage de ses facultés intellectuelles, sent à merveille que toutes les maladies ne sont pas le produit de la même cause ; & qu'à raison de ces causes diverses, & de leurs effets très-variés, on doit varier les secours qui conviennent, nous nous croyons dispensés de réfuter une pareille doctrine, plus risible, plus absurde mille fois que le système qu'on vient d'analyser. Elle ne pourroit convenir tout au plus, qu'à une classe particuliere de maladies, à celles qui tiennent autant à l'imagination, aux passions, à l'ame, qu'au corps; enfin, à certaines affections nerveuses, sujettes à des variations continuelles, & dans lesquelles il est autant besoin de porter des secours à l'esprit qu'au corps, c'est-à-dire à celles où M. Mesmer voyoit, dans une seule attaque, la réunion de presque toutes les autres, l'*opisthotonos*, la *lypothimie*, l'*odontalgie*, l'*otalgie*, l'*inflammation des viscères*, les *délires maniaques, mélancoliques*, la *fiévre hislérique*, la *paralysie*, la *cécité*, &c. & dont les retours périodiques lui ont fait faire de si profondes réflexions sur l'influence des astres. Mais M. Mesmer est bien bon de s'être creusé ainsi la tête, à faire tant de rêves, & de méditations ; s'il eut consulté les Auteurs qui ont traité, de cet objet sous ce point de vue, ils lui en auroient épargné la peine. Il y auroit trouvé ces mêmes observations toutes faites, & bien faites, comme on le voit dans Hyppocrate, dans Boerrhaave, dans Charles le Poix, & sur-tout dans le Traité de Méad, *de imperio solis & lunæ in humana corpora.* Il y auroit vu toutes ces maladies à retours périodiques, claffées & mifes en ordre. Mais il n'y auroit vu que ce qu'il faut voir; & l'idée des aimans, celle de l'influence de l'homme fur le foleil & la lune, celles du Magnétifme animal, de l'unité de maladie, de caufe & de remede, ne lui feroient jamais venue à l'efprit, non plus que l'appareil des moyens mis en ufage pour les guérir.

Ces moyens fe trouvent principalement renfermés, par demandes & par réponfes, dans un livret qu'on diftribue, chez M. Mefmer, aux vrais Adeptes, à la fin de leur cours de Magnétifme animal.

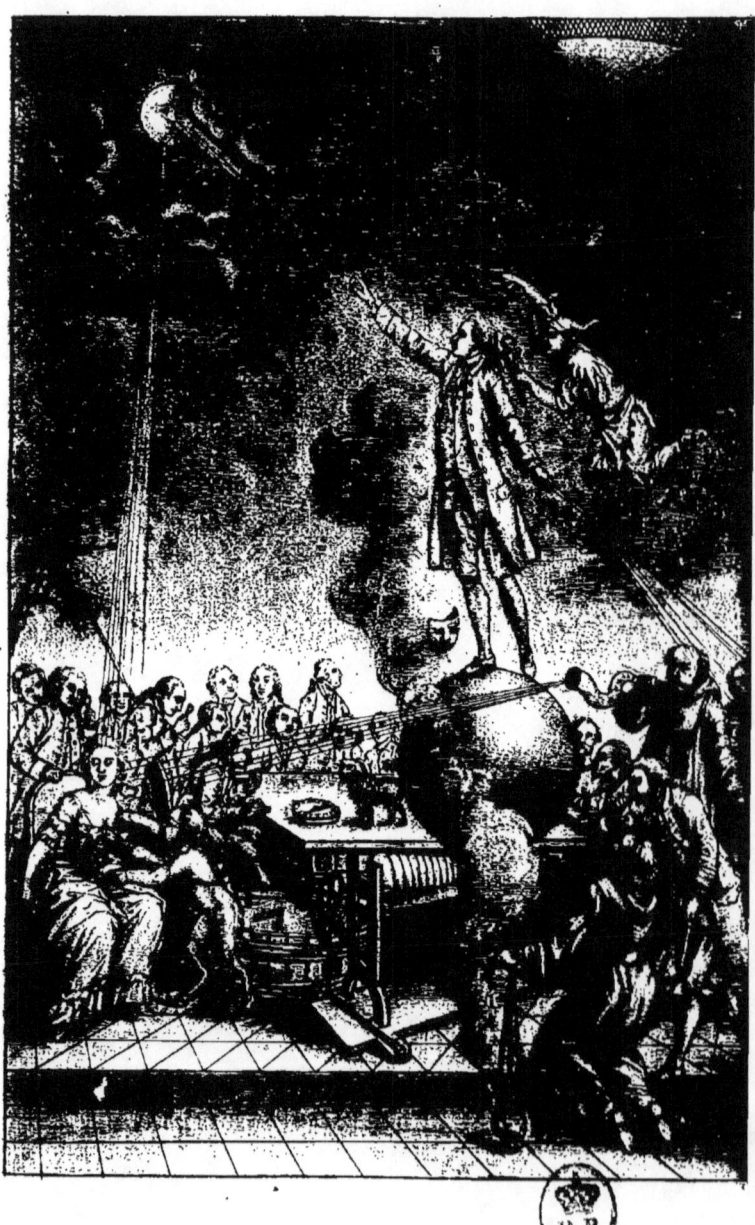

TROISIEME PARTIE.

PARTIE PRATIQUE, *ou appareil des moyens mis en usage pour l'action du Magnétisme animal.*

L'ACTION du Magnétisme animal sur le corps humain, ou plutôt celle de l'agent que M. Mesmer emploie, consiste dans l'application de moyens externes, de certaines manipulations, dont la pratique a été long-tems tenue secrète, mais qu'on trouve révélée dans une instruction confiée aux Adeptes, en forme de Catéchisme.

CATÉCHISME DU MAGNÉTISME ANIMAL.

Demande. *Qu'est-ce que le Magnétisme ?*
Réponse. *C'est la propriété qu'ont les corps d'être susceptibles de l'action d'un fluide universellement répandu, qui environne tout ce qui existe, & qui sert à entretenir l'équilibre de toutes les fonctions vitales.*

D. Ce fluide n'existe-t-il que dans les animaux ; & sont-ils les seuls individus dans la nature qui en ressentent les effets ?

R. Ce principe est d'une égale nécessité à la végétation. C'est par lui que le suc séveux peut circuler dans les végétaux, & contribuer par-là à l'accroissement.

D. Ce fluide a-t-il quelque rapport avec l'aimant ?

R. Quoiqu'on ait donné le nom de Magnétisme à cette action, puissante dans la nature, le fluide qui en est le mobile, ne paroît pas avoir les propriétés de l'aimant. Il ne dirige pas comme lui, un corps qui en est pénétré, du nord au sud. Les pôles sont au contraire verticaux, c'est-à-dire, de bas en haut.

D. Comment démontrer les effets de ce fluide animal ?

R. Lorsqu'un sujet bien sain est en contact immédiat avec un sujet malade, ou seulement dont une des fonctions naturelles est viciée, il lui fait éprouver dans la partie malade des sensations plus ou moins vives, comme du froid, de la chaleur, & quelquefois même de la douleur.

Animal. 115

D. Comment faut-il toucher un malade pour lui faire éprouver les effets du Magnétisme?

R. Il faut d'abord se placer en face de ce malade, le dos au nord, & approcher les pieds contre les siens ; ensuite porter, sans appuyer, les deux pouces sur les plexus des nerfs qui se trouvent au creux de l'estomac, & les doigts sur les hypochondres. Il est bon de tems en tems de promener les doigts sur les côtés, & principalement vers la rate, & de faire changer de place aux pouces. Après avoir continué environ un quart-d'heure cet exercice, on opere d'une autre maniere, & cela relativement à l'état du malade.

Par exemple, si c'est une maladie des yeux, on porte la main gauche sur la tempe droite du malade, & la main droite sur la tempe gauche. On fait ensuite ouvrir les yeux au malade, & on leur présente les pouces à une très-petite distance, & on les promene ensuite depuis la racine du nez tout autour de l'orbite.

Si l'on a affaire à un violent mal de tête, on porte l'extrémité du pouce sur le front, & l'autre derriere la tête, au côté opposé.

Il en est de même pour toutes les douleurs qu'on ressent dans les autres parties du corps. Il faut toujours qu'une main soit d'un côté, & l'autre du côté opposé. Si la maladie est générale, on passe les mains, en faisant faire la pyramide aux doigts, surtout le corps, à commencer par la tête, & descendant ensuite le long des deux épaules jusqu'aux pieds. On revient après cela, à la tête, devant & derriere, sur le ventre & sur le dos.

D. Que doit-on faire avant de cesser le Magnétisme ?

R. Il faut chercher à mettre le Magnétisme en équilibre dans toutes les parties du corps. On y parvient, en présentant l'index de la main droite au sommet de la tête du côté gauche, & en le faisant descendre le long du visage, sur la poitrine, le ventre & les cuisses. Il faut ensuite l'éloigner du corps, & le reporter sur la tête, en décrivant une espece de cercle, réitérer sept ou huit fois cette manœuvre ; après quoi, on en fait autant du côté droit avec la main gauche. On peut employer une baguette de fer en place du doigt.

Animal.

D. Ne peut-on pas augmenter la force ou la quantité du fluide magnétique sur les individus?

R. On augmente la puissance du Magnétisme, en établissant une communication directe entre plusieurs personnes.

D. Comment peut-on établir cette communication?

R. De deux manieres; la plus simple est de former une chaîne, avec un certain nombre de personnes, en les faisant tenir par la main; on le peut aussi par le moyen du baquet.

D. Qu'est-ce que le baquet?

R. C'est une cuve d'environ six à sept pieds plus ou moins de diametre, de dix-huit pouces de hauteur. Dans l'intérieur de cette cuve est un double fonds, sur lequel on met des éclats de bouteilles cassées, du sable, des pierres, du souffre en bâton concassé, ainsi que de la limaille de fer. Le tout est rempli d'eau, & recouvert d'un plancher cloué à la cuve. On pratique sur la superficie du couvercle, à six pouces de distance des bords, différens trous pour laisser passer des tiges de fer, disposées de maniere qu'une de leurs extrémités puisse pénétrer dans le fond de la cuve, & l'autre se diriger par le moyen d'une courbe sur le creux de l'estomac des malades, ou telles autres parties affectées.

D. Sont-ce là les seules précautions à prendre pour établir une communication entre différentes personnes ?

R. Il faut aussi qu'elles soient attachées par le milieu du corps avec une corde de chanvre de la grosseur du doigt.

D. Comment démontrer que le Magnétisme agit sur les végétaux ?

R. En établissant une communication entre différentes plantes ou arbres.

D. Comment établir cette communication ?

R. Il faut premierement courber quelques branches de plusieurs arbres, & les attacher les unes aux autres; ensuite poser devant chaque arbre une tige de fer recourbée, de maniere qu'une des extrémités étant enfoncée en terre, l'autre touche au trou de l'arbre, à quatre pieds de hauteur. Après quoi, on lie tous les arbres avec une même corde (1). Les choses ainsi disposées, si l'on présente le doigt à une jeune poussée de l'un de ces arbres, toutes les jeunes feuilles s'agitent d'une façon plus ou moins sensible. Mais cet effet seroit bien plus marqué, si on plaçoit en communication plusieurs jets de sensitive entre chaque arbre. On verroit chacune de ces plantes se contracter, en présentant le doigt à l'une d'elles. L'Acacia est, dit-on, dans le même cas.

D. Les végétaux pourroient donc contribuer à rendre l'application du Magnétisme animal plus efficace à l'économie animale?

R. Sans contredit. Il ne s'agit que de faire communiquer les malades avec les végétaux,

---

(1) Ceci est conforme à ce qui se pratique chez M. le Marquis de Puysegur, dans sa terre de Busancy, près Soissons. (*Voyez* Détail des cures opérées à Busancy, près Soissons, par le Magnétisme animal. A Soissons, 1784. in-8°.) Il y a une corde, dont une partie tient aux branches d'un arbre, & l'autre sert à former la chaîne. Tous les paysans des environs, viennent tenir cette corde, & disent qu'ils sont guéris, les uns d'un mal de tête, d'autres de la colique, du rhumatisme.

& *les attacher avec une même corde, & en dirigeant sur les plexus stomachiques l'extrémité d'une tige de fer enfoncée en terre.*

D. *Un malade peut-il se magnétiser seul ?*

R. *Oui, soit par le secours des végétaux, ou du baquet. En ce cas, le malade porte ses mains ou la baguette de fer sur les parties affectées, de la maniere que nous avons exposée plus haut.*

D. *Comment s'arme-t-on ?*

R. *Partir de l'œil jusqu'à l'extrémité des mains, en rejettant les deux mains ouvertes & allongées en arriere.*

Observations sur ce Catéchisme.

Indépendamment du soufre, de la limaille, des bouteilles cassées, on a découvert qu'on a fait des essais avec de l'esprit de vitriol très-affoibli & de la limaille de fer, ce qui produit une odeur particuliere & étouffante, qui affecte quelquefois très-désagréablement, & au point, que plusieurs personnes ont des crises, des toux, des suffocations dans l'endroit même où sont les baquets, ou dans les pieces voisines.

Animal. 121

On a changé plusieurs fois, en faisant des essais. La derniere substance qu'on emploie dans ce moment, est le phosphore. Les baguettes mêmes vraiment magiques, sont celles dans l'intérieur desquelles on en met quelques grains. Celles-ci sont à vis, & ont une petite cavité dans laquelle on place le phosphore (1). Lorsque les opérations du Magnétisme se font dans la nuit, elles sont toutes lumineuses. Quand la baguette est bien faite, & qu'on la fait tourner un peu vîte & comme il faut, cela produit un effet admirable. Vous voyez des cercles lumineux. M. Mesmer est quelquefois tout rayonnant, & ressemble à un petit Moïse : mais ces grandes opérations se font secrettement. La plupart des Magnétistes sont chargés de phosphore. On sait que le phosphore brûle & produit une chaleur sensible. Mis en évaporation, il répand un gas particulier qui peut incommoder beaucoup. En le mélant à l'huile, toutes les parties qu'on

---

(1) M. Quinquet, Apoticaire à la Halle, en fournit aux Amateurs.

en frotte, paroissent lumineuses. En mêlant l'acide phosphorique au fer en limaille ou entier, il attaque ce métal & le dissout ; il en résulte encore une vapeur presqu'étouffante. Il est reconnu aujourd'hui que le phosphore & l'acide phosphorique sont les moyens les plus propres à favoriser toutes les opérations magiques ou magnétiques.

Tels sont les principaux moyens ou agens du Magnétisme animal. M. Mesmer s'amuse encore à magnétiser l'eau, en y plongeant le doigt ou le bout de sa canne. Il y joint encore la musique, les sons du forte-piano, de l'harmonica. C'est en faisant concourir tous ces moyens, qu'il produit des effets sur certains êtres doués d'une grande sensibilité, ou d'une grande simplicité. Les véhicules les plus ordinaires de son agent fluide universel, pour les personnes absentes, sont des bouteilles de verre vuides ou d'autres dans lesquelles il met du grès, ou de l'eau prise dans les baquets. Il assure, en donnant ces bouteilles, qu'il donne le fluide agent concentré, corroboré, renforcé. Une bouteille sert pour quinze jours, pour un mois, suivant le genre de maladie. On porte ces bouteilles sur soi ; on couche avec.

On sent bien que, pour donner de l'importance à une pareille découverte, à de pareils moyens, il falloit nécessairement les envelopper du myftere, employer un langage particulier, énigmatique, les couvrir d'un appareil magique, donner enfin à cette invention, une origine fabuleuse & tout l'apparence d'un fyftême, d'une doctrine en regle. En conféquence, M. Mefmer a donné la fable du cours du fang interrompu par fa préfence, l'hiftoire de fes réflexions profondes fur le fluide univerfel & fur fon action, celle de fes méditations folitaires, dont les accès reffembloient quelquefois à des attaques de phrénéfie, comme tous les grands hommes y font fujets, nous a parlé de fes expériences fur l'aimant & l'électricité, qui l'avoient conduit à des cures miraculeufes faites en Allemagne fur M. d'Oftervald & les demoifelles Zwelpherine & Paradis. M. le Roux & M. Deflon nous ont dit le refte.

Des personnes qui paroissent instruites, qui donnent les choses pour ce qu'elles valent, qui appellent un chat, un chat, mais qui aiment aussi à remonter à leur source, nous ont communiqué ce qui suit.

M. Mesmer ayant été témoin en 1774, 1775 & 1776, dans le territoire de Ratisbonne, des guérisons miraculuses qu'y faisoit le Prêtre Gassner (1), en exorcisant des malades, ainsi que du concours prodigieux de monde que ce Thaumaturge y attiroit de toutes parts, se persuada que, puisqu'un homme qui n'étoit pas de l'art, pouvoit avec rien opérer des prodiges sur les malades, un Médecin, avec l'apparence de quelque chose, & un jargon, pouvoit en faire autant & même plus. En conséquence, à son retour à Vienne, M. Mesmer essaya d'y faire le petit Gassner, joignit beaucoup d'onction à ses paroles, parla au nom de Dieu, contrefit l'inspiré, & employa des gesticulations pour frapper l'imagination des malades. Il soutint la vérité des miracles

---

(1) *Voyez* sa Notice à la fin.

de Gaſſner, qu'il vouloit imiter (1). Mais les têtes froides des Germains n'ayant pu être émues par les paroles & les geſticulations du nouveau Thaumaturge; & d'ailleurs la dignité de la religion en étant bleſſée, l'Archevêque de Vienne, le Cardinal Migazzi, fit ſignifier à M. Meſmer, au commencement de 1778, qu'il feroit très-bien d'aller jouer ſes pantomimes ailleurs (2). On connoiſſoit déja celles

---

(1) Depuis ce tems M. Meſmer s'eſt rétracté en partie. Il a fait imprimer, en 1779, que Gaſſner n'avoit été que l'inſtrument de la nature ; que ce n'étoit que parce que ſa proféſſion ſecondée du hazard, déterminoit près de lui certaines combinaiſons naturelles, qui renouvelloient les ſymptômes périodiques des maladies, ſans en connoître la cauſe ; que la fin de ces paroxiſmes étoit regardée comme des guériſons réelles ; mais que le tems ſeul pouvoit déſabuſer le public. (Voyez *Mémoire ſur la découverte du Magnétiſme animal*, pag. 37). Ne pourroit-on pas dire un jour de M. Meſmer, qu'avec certaines combinaiſons naturelles, il renouvelloit les ſymptômes périodiques des maladies, ſans en connoître la cauſe ; que la fin de ces paroxiſmes a été regardée comme des guériſons réelles, mais que le tems ſeul pouvoit déſabuſer le Public à cet égard.

(2) *Voyez* Lettre de M. de Volter, Docteur en Médecine, Conſeiller aulique, Médecin de l'Electeur & Directeur de l'Académie des Sciences de Bavière, inſérée dans la *Nature conſidérée ſous ſes différens aſpects*, an. 1780, in-4°. & le *Mémoire de M. de Vauzeſme, dans le Précis hiſtorique*, pag. 124.

qu'il avoit jouées aux environs de Munich & d'Augsbourg, où tantôt il annonçoit gravement aux malades, que leur *veine d'or* (1) alloit s'ouvrir, & tantôt les faisoit danser en rond, entr'autres M. Brander, à qui il proposa un jour, suivant le rapport de M. le Roux (2), de danser un rondeau avec lui pour l'amuser, avant de partir, ce qui fut accepté. On étoit instruit que sa coutume étoit d'aller ainsi, de bourgade en bourgade, prêchant par-tout le Magnétisme, & faisant des pantomimes. La dévotion qu'il affectoit même quelquefois étoit si grande, que M. Mesmer passe encore pour un Saint dans bien des endroits de l'Allemagne.

Mais las de passer pour un Saint chez les innocens, & pour hypocrite chez les gens clairvoyans, M. Mesmer résolut d'abandonner l'Allemagne. Paris lui parut le théâtre le plus propre à y faire adopter ses visions. Il y arriva avec M. le Roux, Chirurgien, son Coadjuteur & associé, au mois de Février 1778.

---

(1) *Voyez* Lettre de M. le Roux, Médecin, Chirurgien, à l'Auteur de la Gazette d'Agriculture, an. 1777.
(2) *Ibidem.*

Il y fut accueilli par les Médecins, qui lui procurerent même quelques vaporeux & vaporeuses, qu'il magnétisa ou exorcisa pendant quelque tems dans une maison particuliere à Creteil. On lui avoit nommé des Commissaires auxquels il devoit représenter au bout de six mois ces malades, morts ou vivans. Ces Médecins avoient exigé, avec raison, de constater par eux-mêmes leur état; ils ne purent jamais l'obtenir. M. Mesmer donna pour excuse que ces malades ne vouloient pas être visités. Lorsqu'il fut assuré que ses Commissaires ne pouvoient pas prononcer sur la situation des malades, dont ils n'avoient pas constaté l'état, il les invita à venir faire leur rapport.

On assure qu'il n'y en eut aucun de guéri. Cependant, on vit dans les papiers publics que Madame de Malmaison, Madame Berny, & M. le Chevalier du Hauffay, qui étoient du nombre, étoient guéris. Lorsqu'on prouva après à M. Mesmer que ces trois malades étoient retombés dans le même état, & même dans un état pire que le premier, ce qui les avoit obligés d'avoir recours à d'autres Médecins ; il répondit qu'il y avoit subterfuge & contradiction dans la maniere de raisonner de ceux qui le disoient. « Subterfuge, en ce qu'on ne mettoit en question la solidité des cures, que pour éviter de traiter sérieusement la solidité de leur existence ; contradiction, en ce que la dispute sur la solidité suppose nécessairement l'existence que l'on nie ». (Voy. *Précis historiq. p. 58*). Comme c'étoit une question de fait, qui n'étoit susceptible ni d'entortillage, ni de subtilités, ni de sophismes, & qui se réduisoit à savoir si ces malades étoient guéris, ou s'ils ne l'étoient pas ; la question fut jugée pour le public, & il fut avéré que ces malades n'étoient pas guéris.

Ce mauvais début accabla le magnétisant, mais ne le rebuta pas. Il végéta pendant deux ou trois ans dans la Capitale, où il fit la connoissance de quelques têtes exaltées, qui conçurent le projet de tirer parti de l'homme & de son principe, quel qu'il fût. Il se lia encore d'intérêt avec un Médecin de la Faculté, qui faisoit alors la petite Médecine, & qui avoit besoin d'une spéculation de finances

pour

pour se mieux monter. Le public a été instruit des débats indécens de ces deux illustres rivaux. Ce M. Deslon publia les cures miraculeuses de M. Mesmer, avec cette sagacité qu'on lui connoît, dans un traité qu'il fit exprès, & qui a pour titre : *Observations sur le Magnétisme animal.* On eut grand soin d'y taire le nom de tous les malades. On y lit que M. Mesmer, en train de faire des miracles, s'avisa un jour de se tâter; qu'il se trouva rempli d'obstructions; mais qu'il se traita en ami, puisqu'en un mois de tems, il eut cinq cent évacuations. Il y avoit une centaine d'inepties de cette force, & rapportées de cette maniere. Il ajoutoit que ce Docteur n'avoit pû s'empêcher de convenir qu'il l'avoit échappée belle.

M. Deslon, dans cette association, n'étoit encore que le compere de M. Mesmer, son prévôt de salle. Il est passé maître depuis, & magnétise à force chez lui, malgré la promesse qu'il a faite par écrit à M. Mesmer, de ne point magnétiser pour son compte.

Ce M. Deslon invita plusieurs de ses con-

I

freres à être témoins des prodiges incompréhensibles du Magnétisme. Ils se rendirent chez M. Mesmer, & lui proposerent pour lever leurs doutes, une expérience bien simple; c'étoit de bander les yeux à une personne sujette à des crises. On passeroit auprès d'elle sans rien dire; & si elle éprouvoit quelque sensation extraordinaire, à l'approche de M. Mesmer, on étoit prêt à signer ses miracles. Cette proposition fut rejettée par M. Mesmer, qui a fait depuis un libelle contre ces Médecins, dans lequel il cherche à prouver que la proposition étoit inadmissible, & qu'il les avoit *congédiés* de chez lui. Il dit, dans le même libelle, qu'il fit une autre proposition (très-admissible) à la Faculté. C'étoit de prendre vingt-quatre malades attaqués de la même maladie, comme d'une fluxion de poitrine, par exemple; qu'il se chargeroit de douze, & les Médecins de la Faculté des douze autres. Mais il oublia de dire où l'on prendroit ces malades. Il savoit très-bien ce que c'est qu'une proposition admissible. Le Magistrat & les Administrateurs des Hôpitaux furent

inſtruits par le Journal de Paris, que M. Meſmer faiſoit un défi à la Faculté, & deman-
doit douze malades pour les magnétiſer. Le
grand crime des Médecins, ſuivant lui, étoit
de ne lui avoir pas fourni ſur le champ
leurs propres malades & de bonne volonté
pour être magnétiſés.

Mais cet art de magnétiſer n'eſt pas donné
à tout le monde, continue l'Auteur du Mémoire que nous ſuivons. Il y a pluſieurs
manieres de le pratiquer efficacement, ou
plutôt trois moyens principaux de produire
des effets ſur le corps humain, l'un *moral*,
l'autre *phyſique*, l'autre *méchanique*. Le premier conſiſte à frapper fortement l'imagination de la perſonne ſoumiſe à l'expérience.
Lorſqu'elle eſt bien préparée, on lui fait voir
tout ce qu'on veut, même des revenans. Le
deuxieme, à employer des émanations mé-
phitiques, qu'on fait agir avec aſſez de violence, pour occaſionner des impreſſions mal-
faiſantes. Le troiſieme, à palper un peu fort
les parties du bas-ventre, ſous prétexte de
découvrir des obſtructions. L'Opérateur alors

presse les intestins ou la vésicule du fiel, en appuyant sur le foie, ce qui produit des évacuations forcées, qui peuvent donner des maladies qu'il se vante toujours d'avoir découvert & qu'il prétend guérir, après. On sait que le grand cheval de bataille des Magnétisans, est la découverte des obstructions.

Si l'on emploie ces trois moyens à la fois, les effets sont immanquables, & M. Mesmer n'est pas à l'abri du soupçon de les avoir mis tous les trois en usage. Mais ce jeu n'est pas toujours plaisant.

Qu'un faiseur de tours qui ne fait aucun mal, masque avec art la main ou l'agent qui produit l'illusion ; on ne regrette point son argent. On trouve dans Don Quichotte l'histoire d'une Tête parlante, mise sur une table, qui répondoit à toutes les questions qu'on lui faisoit. Les quatre pieds de la table étoient autant de tuyaux qui aboutissoient d'une part à ce buste creux, & de l'autre à la bouche d'une personne cachée sous le plancher. L'illusion étoit complette, & on ne dit pas que Don Quichotte, qui la vit à Valence

& qui n'entendoit pas raillerie, se fut fait rendre son argent.

Il en est de même de la Poupée parlante qu'on a fait voir à Paris en 1783. Un panache que cette poupée avoit derriere la tête, formoit la voûte & le point de réunion des sons que rendoit à voix basse, au moyen d'un porte-voix, la personne cachée qui faisoit les réponses. Ces sons portés ainsi directement sur le panache, se trouvoient réfléchis dans l'intérieur de la tête, qui étoit creuse, & formoit l'écho; ils étoient enfin rendus & renforcés par un autre porte-voix que la poupée tenoit à la bouche, & à l'ouverture duquel on prêtoit l'oreille. L'illusion étoit complette, & tout le monde sortoit satisfait (1). On en peut dire autant de presque tous les tours qu'on voit sur les Boulevards. Mais on ne se console pas d'avoir été dupe d'une illusion grossiere,

---

(1) On assure que cette Poupée a été examinée en Portugal ou en Espagne, à un Tribunal d'Inquisition, qui l'a approuvée, comme bonne Catholique, & lui a donné la permission de se montrer dans tous les endroits où l'on professe la Religion chrétienne.

& l'on est dans le cas de se faire rendre son argent. Il s'agit de savoir si celle qu'a produit M. Mesmer est de ce genre.

Il y a dans Paris, des enthousiastes, des têtes exaltées, toujours prêtes à prendre feu pour toutes sortes de nouveautés. La plupart de ces gens-là meurent de faim. Il y en a d'autres à tête froide, qui sont propres aux combinaisons, aux calculs, aux spéculations de finance. Ceux-ci connoissent mieux les hommes, & ont beaucoup d'avantage sur les premiers. Ils savent qu'à Paris, on peut parier cent contre un, que sur dix têtes de gens oisifs & aisés, il y en a au moins six sur la crédulité desquelles on peut compter, en fait de nouveautés ou de choses extraordinaires qu'on veut accréditer. Les premiers sont les instrumens dont les autres se servent, quand il s'agit d'une spéculation lucrative. Avec quelques pistoles & un bon dîner, ils les lâchent dans le public, & les chargent d'établir la nouvelle doctrine. L'impression étant faite, on ouvre une souscription. Dans celle qui fut ouverte pour le Magnétisme animal,

Animal. 135

à cent louis par tête, quelques Economistes, d'anciens Convulsionnaires, des Traitans, &c, s'y sont trouvés intéressés. M. Court de Gebelin, qui avoit sucé le lait du fanatisme, intolérant par principes, impitoyable même avec l'écorce de la bonhommie, étoit un des principaux agens de la nouvelle secte. Il faisoit courir dans Paris, des brochures secrettes, dans lesquelles il disoit qu'*il falloit exterminer la race des Médecins*. Il écrivoit en différentes villes de Province, pour y propager la nouvelle doctrine. Voici ce qu'il écrivoit, au mois de Mai 1783, à M. Maret, Secrétaire perpétuel de l'Académie de Dijon.

Lettre de M. Court de Gebelin à M. Maret (1).

Monsieur & cher Confrere,

« On ne vous a point trompé, quand on vous a

(1) Cette lettre, qui paroît être une réponse à une autre de M. Maret, est fort longue. On n'en peut donner ici que les principaux passages, ceux qui servent à faire connoître l'esprit des Magnétisans, & la théorie de M. Mesmer sur les maladies. M. Gebelin y fait le détail de sa maladie & de sa guérison qu'il a publiés depuis. Il y parle des tracasseries qui avoient excité sa sensibilité, de son nouveau logement, de son déménagement, de ses découvertes, &c. Nous avons conservé ses propres expressions. Si les tournures de sa lettre ne sont pas toutes heureuses, on doit l'excuser, & se rappeller qu'il étoit Suisse.

» dit que j'avois été très-incommodé, & que je
» suivois le traitement de M. Mesmer. Voici, puis-
» que vous le desirez, le détail de ma triste histoire,
» depuis le mois d'Août dernier, & de quel état
» déplorable m'a délivré ce Médecin, lorsque j'y
» pensois le moins.

» La jambe gauche, lourde, & me paroissant plus
» courte que l'autre; au bout de quinze jours elle
» enfle comme subitement, la cuisse en fait de même.
» Pendant ce tems, la jambe droite se desséche à
» vue d'œil avec une rapidité effrayante. Je me ré-
» signe à l'hydropisie qui avance à grands pas, &
» à en être emporté, s'il y a lieu. C'est dans cet
» état qu'un ancien & excellent ami engage M. Mes-
» mer à me venir voir. Je venois de me lever...
» Voilà une jambe bien enflée, dit M. Mesmer; à
» quoi l'attribuez-vous? Il n'est pas étonnant, lui
» dis-je, qu'ayant été cinq mois au lit, la jambe
» se soit enflée. Fort bien; mais l'autre se desséche.
» Oui, & à vue d'œil. Ce n'est donc pas le séjour
» au lit qui en est cause; les deux jambes auroient
» éprouvé le même effet. Cela est raisonnable. Mais
» à quoi donc l'attribuez-vous vous-même, M. Mes-
» mer, lui-dis-je? A des obstructions, répond-il, qui
» s'opposent à la distribution naturelle des humeurs
» & des sucs nourriciers. Des obstructions! Je ne
» serois pas étonné, en effet, d'en avoir, travail-
» lant depuis l'âge de sept ans; d'ailleurs, il y a

» déja long-tems qu'on m'a dit que j'en avois,
» mais *me portant bien*, je n'y ai fait aucune atten-
» tion.

» M. Mesmer m'offre ensuite le secours de son
» traitement, comme très-heureux contre les obs-
» tructions. Je m'en dispense honnêtement... Le
» lendemain mon ami me livre un nouveau combat,
» m'oblige de m'habiller & de m'emballer sous
» son escorte dans une brouette, ne pouvant monter
» en voiture. Je vais donc chez M. Mesmer, le
» soulier en pantoufle, la culotte lâche sur le ge-
» nou, & le visage jaune comme un coing. Chacun
» est étonné de me voir dans cet état. M. Mesmer
» me félicite de mon courage; & moi qui n'éprouve
» pendant cette séance, ni froid, ni chaud, ni émo-
» tion, ni commotion, de rire & de dire, *que me
» fera tout cela?* Mais le lendemain matin je puis
» chausser mon soulier, mettre deux boutons à ma
» culotte à côté du genou; dans deux ou trois jours
» je n'ai plus de douleur, plus de soif.... Au bout
» de quinze jours, la bile est en fusion comme de
» l'eau.... Bientôt mes pieds, glacés depuis vingt-
» cinq ans, sont gonflés, moites, chauds; tous les
» calus, tous les cors aux pieds ont disparu; la
» peau est rajeunie; j'ai des pieds de quinze ans.
» J'en suis d'autant plus réjoui, que je ne m'y at-
» tendois pas.

» Tels sont les effets du Magnétisme animal à mon

» égard; aussi lui suis-je bien dévoué.... Quant à
» la théorie de M. Mesmer, elle est vaste & su-
» blime, tenant à l'univers entier; & ce qui m'en
» plaît, ramenant, comme moi, tout à l'unité prise
» dans la nature qu'il ne fait qu'imiter.... Il fau-
» droit avoir plus de tems que je n'en ai, pour
» faire voir qu'il n'existe réellement qu'une mala-
» die & qu'un remede; comment tout ce qu'on ap-
» pelle *maladies* en général, ne sont que les symp-
» tômes & les indications d'un foie vicié, qu'il faut
» attaquer, si l'on veut rétablir la santé; comment
» la Médecine ordinaire prenant les trois quarts de
» ces maladies pour le mal réel, n'attaque qu'un
» phantôme, laissant toujours instant ce foyer qui
» se joue enfin de la Médecine aux dépens du mal-
» heureux malade... Je me propose, dès que j'aurai
» un instant à moi, de publier une brochure sur
» mon rétablissement par M. Mesmer, & sur sa
» théorie. Je mets sa découverte infiniment au-
» dessus de celles que j'ai pu faire...

» Quant à moi & à plusieurs autres qui avons
» été soulagés ou guéris par M. Mesmer, nous ou-
» vrons une suscription pour qu'il nous enseigne
» sa théorie & sa pratique. Il seroit digne d'une
» Académie comme la vôtre, & d'une ville comme
» Dijon, de nous envoyer un ou deux Médecins
» intelligens pour qu'ils profitassent de ce cours.
» Je ne sçaurois trop vous y exhorter. Ceci est d'au-

» tant moins *intéreſſé*, que nous n'attendons point
» cela pour commencer notre cours.... Ah! Mon-
» ſieur, ſentez ce que c'eſt que de pouvoir donner
» des forces à un malade, & votre cœur ſera en-
» flammé ; & vous ferez paſſer ce ſentiment à tous
» nos illuſtres Confreres, auxquels je vous prie de
» préſenter mes reſpects & mes vœux ». De Paris,
le 28 Mai 1783, *ſigné* Court de Gebelin.

On voit par cette Lettre, que M. Court de Gebelin étoit un des principaux recruteurs des cent louis, mais qu'il n'étoit nullement *intéreſſé*, comme il a ſoin d'en avertir M. Maret. Nous ignorons ſi la recrue s'eſt faite ſuivant ſes vœux à Dijon; mais nous ſommes bien ſûrs, que lorſqu'on lui a dit, lors de ſa maladie, qu'il feroit très-bien, pour l'honneur du Magnétiſme, de quitter la Maiſon de M. Meſmer chez qui il logeoit, & chez lequel il eſt mort, il prétendit qu'il avoit droit d'y être & d'y reſter. M. Meſmer le fit ouvrir après ſa mort, pour prouver que ſa maladie étoit au-deſſus du pouvoir Magnétiſme. Les obſtructions dont il parle dans ſa lettre, ſe trouverent toutes mangées par le Magnétiſme animal, qui dévore tout.

Cependant, lorsqu'on vit que les recrues & la recette se faisoient, que la chose devenoit sérieuse & bonne, que des Auteurs, des Prédicans, des Moines, des gens de Qualité, des Financiers prônoient le Magnétisme, venoient s'asseoir autour du baquet, se laissoient entortiller le corps avec une corde pour recevoir le fluide magnétique; que des personnes du premier rang, des gens de l'art venoient prendre des leçons du Magnétisme : oh! alors on s'occupa sérieusement du soin de fonder la nouvelle religion.

Le Grand-Prêtre Mesmer, content de la soumission des Croyans, ne paroissoit que par fois, laissoit échapper quelques mots, parloit d'un ton de prophete. Ses Co-associés & intéressés lui avoient bien persuadé qu'il étoit essentiel de dire, de tems en tems, quelques absurdités qui seroient toujours prises pour autant de vérités. « Ne voyez-vous pas, lui » disoit-on, que le siécle de la raison se » passe, qu'on ne lit plus Bayle, Naudé; » que le regne de la sottise prend le dessus; » que celui de Voltaire, des Encyclopédistes

» tombe; qu'on se lasse enfin de tout, sur-
» tout de raisonner froidement; qu'il faut
» des jouissances plus vives, plus délicieuses,
» du sublime, de l'incompréhensible, du sur-
» naturel.

» Parcourez la surface de la terre, vous
» la trouverez couverte du voile de la su-
» perstition. L'esprit de l'homme n'est véri-
» tablement subjugué que parce qu'il ne
» comprend pas. L'imposture & l'audace,
» voilà ce qui fait ses héros. Ne dites &
» ne faites que ce qu'il y a de plus extraor-
» dinaire, de plus ridicule même, de plus
» absurde; *quò absurdiùs, co meliùs*. Nous
» connoissons les hommes & la nation ».

En conséquence, Mesmer leur donna l'histoire des cannes, celle du cadran, & celle
de la lune (1), aliment ordinaire de la bêtise,

---

(1) L'histoire des Cannes est cette aventure passée chez Mesmer, qui fit accroire aux Adeptes, que la crise extraordinaire qu'éprouvoit Marguerite, dépendoit de deux cannes oubliées dans un coin. Il y avoit beaucoup de Croyans alors, & il y en a même encore.

Celle du Cadran est une aventure à-peu-près semblable

mais nécessaire pour nourrir le fanatisme naissant, & convenable à l'état actuel des choses. Il falloit encore jouer de la baguette, de certains instrumens; employer le sens mystique, des tableaux allégoriques. Tout cela fut mis en usage & à propos.

Mesmer étoit aussi docile aux leçons de ces inspirés, que Marguerite l'étoit aux siennes. Aussi, a-t-il joué très-bien son rôle. Mais s'il a rempli ses vues du côté des affaires bursales, il n'a pas également satisfait les malades, ni même ceux qui, sans maladie, passent leur vie à se repaître de chimeres. Il y a des pelotons entiers qui se sont retirés de chez lui, ne lui trouvant pas même le

---

pour expliquer la cause d'une crise de Marguerite qui avoit regardé au cadran qui est dans la cour de la maison qu'occupe M. Mesmer ; il dit en confidence aux Adeptes, qu'il avoit magnétisé ce cadran, & que Marguerite n'avoit eu sa crise que parce qu'elle y avoit regardé. Il est certain qu'il y a un accord parfait entre le grand Mesmer & la petite Marguerite.

L'histoire de la Lune est la plus jolie. Il est au pouvoir de M. Mesmer de magnétiser cette planète, comme il l'assure dans ses leçons. Les vrais Adeptes seuls sont instruits de son moyen.

mérite d'imiter les grands charlatans; & on remarque que, dans ce moment, il n'y a que des sots qui le suivent; la classe vraiment instruite l'a tout-à-fait abandonné. On a été révolté de toutes les inepties, de toutes les absurdités qu'il débitoit.

En effet, cet homme avoit en main un principe qu'il n'a pas sçu développer; sous les yeux, des modeles qu'il n'a pas sçu imiter. Son système, comme on a vu, n'est qu'un assemblage informe de propositions vagues ou ridicules sur un principe inconnu. On n'apperçoit ni enchaînement d'idées, ni ordre, ni clarté, ni méthode; toujours des énigmes, jamais une étincelle de génie. Son grand principe est l'obscurité; d'obscurités en obscurités, on arrive à des résultats absurdes; de grandes causes & point d'effets. Au moins, parmi les visionnaires, il y a eu quelques grands hommes, des extravagants d'un certain mérite. Paracelse, Vanhelmont, Robert Flud, Wirdig, étoient dans ce cas. On trouve, chez celui-ci, un ordre, un enchaînement d'idées, un plan, une marche, une liaison. C'est un autre Prométhée qui dérobe le feu du ciel, & le communique à tous les êtres; tout s'anime par le feu de son génie; les astres, les élémens, l'homme, la terre, les plantes, les eaux, les minéraux, tout, jusqu'aux ténébres, se trouve doué d'une sorte d'intelligence & d'activité. Voilà un système fait pour séduire. On aime à voir, dans le développement & le détail, comment ces esprits régisseurs de l'univers, circulent, se meuvent, se choquent, s'évitent, donnent lieu, par leur rencontre, à de nouveaux corps, retournent à leur source, ou forment des masses, en dessinent les formes, en épanouissent les couleurs, & les détruisent enfin, par leur combat, pour se reproduire eux-mêmes, sous d'autres formes, sans jamais périr.

Le seul développement, la seule imitation d'un pareil système, eût assuré du moins, quelque gloire à son Auteur. En le supposant même extravagant; on aime encore le délire d'un fou lorsque ses idées ont quelque chose de piquant; mais on regrette toujours, le le tems qu'on a perdu à lire des énigmes qui n'ont point de mot.

Tel est le phantôme de système donné par M. Mesmer. Il a fait jouer la baguette, il est vrai, mais avec bien moins de dextérité que Bléton; & sans la Compagnie qui a fait les fonds, & intrigué pour la souscription des cent louis, sans toutes les lettres écrites en Province, il n'auroit jamais trouvé dans Paris la mine d'or que ses Associés lui avoient indiquée.

Cependant, lorsque cette Compagnie vit que les recrues se faisoient, que la recette étoit abondante, elle se fit renforcer par des Enthousiastes; elle intéressa des Economistes, des Alchymistes, des hommes à chimeres, des gens endettés, des Convulsionnaires, des Moines, &c. Tous ces hommes, réunis en société, persuadèrent à Mesmer que sa doctrine n'avoit, ni assez d'étendue, ni assez d'application; qu'il en falloit faire un système général de Physique, de Politique, d'Economie, de Morale, de Médecine, & même de Religion. Le bon Germain ne s'attendoit pas à de si beaux projets, à de si grandes vues. Sa surprise fut extrême, lorsqu'on lui dit qu'on lui prouveroit que le Magnétisme étoit un moyen certain de maîtriser les hommes, de captiver les femmes, de les enchaîner au secret, à la fidélité, de se les attacher par des liens magiques inconnus ; que les enfans en seroient meilleurs ; qu'il avoit en main, non-seulement un vrai Pactole, mais une source de vérités sublimes ; que les races futures s'en ressentiroient ; que le Magnétisme seroit un jour l'école des Mœurs, de la Physique, de la Médecine, de la Jurisprudence, de la Législation nationale & étrangere, enfin de la vraie Science & de la vraie Religion ; qu'on étoit las d'être mené, gouverné, jugé, traité comme on l'étoit, soit en santé, soit en maladie ; qu'il étoit temps enfin de secouer le joug, d'écraser ses tyrans ; que le Magnétisme étoit le seul moyen d'opérer cette révolution ; mais qu'elle ne pouvoit se faire que peu-à-peu, & à l'ombre du mystere ; qu'il ne falloit point se rebuter par les difficultés, & qu'on étoit sûr de réussir.

M. Mesmer dit tout étonné : je ne demande pas mieux, je vous laiſſe faire, je placerai mes cuviers, je jouerai de la baguette, de l'*harmonica*, du *forte-piano*, je tirerai de l'argent.

Il faut avoir encore, lui dit-on, une autre politique; c'eſt celle d'être en guerre avec un rival foible, mais digne de vous. Vous êtes Médecin, vous devez en conſerver le caractère; il faut prendre pour deviſe: *Medicam rem priſci non damnabant, ſed artem.* Ne la perdez jamais de vue. Jean-Jacques l'a habillée à ſa façon & l'a accréditée. Il faut écraſer les Médecins. Le P. Hervier a fait une ſottiſe, & une grande école à Bordeaux, d'avoir lutté contre un inſigne Empyrique, le Comte de Caglioſtro. Il falloit le faire chaſſer de cette ville, ſans daigner le traiter comme un rival; c'eſt illuſtrer les Charlatans, & ſe dégrader aux yeux du public, que de ſe compromettre avec eux. Cette diſpute a fait naître l'idée d'une comparaiſon humiliante; elle a rappellé que de grands Seigneurs avoient autrefois tenu la ſpatule de Caglioſtro à Strasbourg. Si de grands Seigneurs ont gardé nos cuviers; si des Princes les ont visités, il ne faut pas que l'idée d'une charlatanerie ordinaire & basse, vienne à l'esprit. Nous avons mille moyens de persuader que nous ne ressemblons point aux Charlatans ordinaires, & que nos cuviers sont des baquets mystérieux & nécessaires pour les grandes opérations du Magnétisme. Vous ne devez ici lutter que contre Deslon, contre les Facultés, les Académies, & surtout contre tous les Médecins qui se serviront de baquets. Il faudra désavouer un jour tout ce qu'a dit ce Pere Hervier, excepté vos Propositions, & tâcher de le perdre, puisque outre sa premiere gaucherie, il a eu le projet ridicule d'unir la Médecine au Sacerdoce. La Noblesse, les Militaires, les Economistes, ne sympathisent pas, en général, avec des Prêtres, des Moines; & d'ailleurs c'est une très-mauvaise tête que ce Pere Hervier; il est prouvé qu'il n'a jamais été malade.

Voilà ce qui a été dit parmi les Adeptes. Mesmer docile à tout, a publié en conséquence des écrits contre les Médecins, contre les Académies, contre Deflon; a menacé même d'attaquer celui-ci juridiquement.

D'après ſes principes, comme on a vu, pour opérer la guériſon des maladies, il faut un appareil impoſant, de fortes ſecouſſes, de grandes révolutions, des criſes extraordinaires. Gaſſner ne guériſſoit pas autrement. Lorſqu'un malade en éprouve de ſemblables, on eſt preſque toujours ſûr de réuſſir.

Mais qu'ont enfin produit ces fortes ſecouſſes, ces grandes révolutions? Ont-elles opéré quelque bien, quelqu'effet ſalutaire? Les intéreſſés ont dit, oui; le public a dit, non.

En effet, ſans parler de ce qui s'eſt paſſé à Vienne ou dans les bourgades obſcures d'Allemagne; ſans parler de M. d'Oſtervald qui eſt mort des ſuites de ſa maladie; des demoiſelles Zwelpherine & Paradis, qui ſont toujours aveugles; qu'on examine les cures que M. Meſmer a faites à Paris; il n'y en a peut-être pas une ſeule qu'on puiſſe citer.

Les vaporeux de cette Capitale sont presque toujours guéris dans les trois ou quatre premieres semaines par le nouveau venu ; on ne met point de bornes à l'enthousiasme. C'est peut-être cet enthousiasme, cette exaltation d'esprit & d'idées, qui opere chez eux quelquefois des révolutions heureuses. L'un dit : cet homme m'a rendu ma tête. Un autre, il m'a rendu l'usage de mes jambes que j'avois entiérement perdu ; il m'a remis, dit un autre, ma poitrine qui étoit délabrée. Que garderez-vous pour celui qui va venir, M. Gerbier (1) ? Combien de fois avez-vous été antidoté, guéri, empoisonné, ressuscité tour-à-tour par des Charlatans ? Il vous faut une bien longue expérience pour vous corriger. L'un vous a rendu, dites-vous, votre tête, l'autre votre poitrine, l'autre l'usage de vos membres, l'autre votre estomac. Vous n'avez donc plus rien à donner à celui qui va venir ? Cependant, s'il s'en présente un demain, je gage que vous aurez

---

(1) Avocat célébre.

encore quelque partie foible à reconforter. Soyez de bonne foi, M. Gerbier! c'est une vraie maladie que celle d'avoir besoin des Charlatans.

Et vous, Madame la Marquise, quelle est votre maladie? La nature, répond cette intéressante personne, me fit jolie; je suis encore jeune; j'ai du bien, je n'ai rien à faire. Quand je fais des enfans, je les envoie à la campagne; une Nourrice en a soin; je les donne ensuite à une Bonne qui les garde. Je n'ai nulle occupation; mes Femmes-de-chambre font tout. Le Marquis est toujours absent, malade, ou maussade. Que voulez-vous que je devienne? Je meurs d'ennui; la migraine me poursuit par-tout; j'aimerois mieux être morte. Je n'ai d'autre ressource que de me faire magnétiser. Mais, Madame, encore une fois, quelle est votre maladie? Eh! Docteur, n'est-ce pas-là la plus affreuse de toutes les maladies, que ma position? Et d'ailleurs, ai-je quelque chose de mieux à faire que d'être malade? Du moins on vous regarde; vous fixez l'attention, les yeux, l'intérêt. On dit qu'on magnétife fupérieurement chez M. Mefmer, que toute la Nobleffe s'y rend; croyez-vous que j'aie envie de m'enterrer vivante, quand tout le monde y court? Non, Docteur, vous avez beau dire, je fens que j'ai befoin du Magnétifme animal.

Telles font les vaches à lait, que les Charlatans font toujours fûrs de trouver à Paris.

Voilà donc tous nos vaporeux, toutes nos vaporeufes, qui fe donnent rendez-vous chez Mefmer. Les malades imaginaires y en attirent d'autres. Malheureufement la premiere fournée, qui fut celle de Creteil, ne fut pas guérie; par conféquent relâche au théâtre pour un tems. On recommence; fuccès incertain, douteux. Il faut fe retourner, intriguer, voir encore, placer des baquets, prendre des penfionnaires, des borgnes, des boiteux, des atrophiés, des boffus, des aveugles; promettre guérifon à tous. En attendant, on gagne du tems & de l'argent. Il y auroit bien du malheur fi dans le nombre quelqu'un ne fe trouvoit pas mieux. Cependant, il fe paffe un an, deux ans; rien de bien clair encore;

Animal. 153

enfin on publie un livre de miracles, de cures incroyables; on les révoque toutes en doute. M. Rouffel de Vauzefme préfente un Mémoire à la Faculté, dans lequel il prouve que l'ouvrage de M. Deflon eft un tiffu de menfonges & de charlatanerie (1). Nouveaux efforts, nouveaux expédiens. On intrigue, on cabale, nouvel engouement dans le public. En attendant, on fait un voyage à Spa ; Madame de Fleury y perd la vue & devient paralytique. Madame de Chaulnes meurt ; nouvelle crife, nouvel embarras: il faut fe faire renforcer, dire du mal des Médecins, écrire contre la faignée, contre tous les mé-

___

(1) On ofoit avancer, dans ce livre de M. Deflon, où perfonne n'étoit nommé, mais où quelques perfonnages étoient clairement défignés, que tous les fujets étoient guéris. On y faifoit entendre, par exemple, que M. C***, étoit guéri, tandis qu'il fuivoit encore le traitement magnétique. On en difoit autant de M. Bourlet, qu'on a vu venir enfuite au traitement de M. Deflon. M. de S. Lubin étoit mourant, lorfqu'on annonçoit une guérifon radicale. La Demoifelle L... qu'on difoit guérie de même, en 1780, ne l'étoit pas en 1781; *voyez* Précis hiftorique, *pag.* 56. Mais les menfonges les plus avérés ne font jamais punis. Il y a des gens même qui ne peuvent fe fignaler que par ce moyen.

dicamens ordinaires; dire qu'il n'y a qu'une maladie, une seule méthode; & que c'est celle de M. Mesmer. Mais quel coup pour le Magnétisme! On apprend que M. Cochin, que la femme du Directeur de la Manufacture des Glaces, Madame de Nauroy, M. Monginot le fils, l'espérance de sa famille, viennent de mourir dûment magnétisés. Mademoiselle de Courcelles, M. Leschevin, Madame de la Breteche, sont dans le même cas. Dans le même tems, on écrit de Vienne en Autriche, que toutes ces belles cures publiées avec tant d'emphase, par M. Mesmer ou M. le Roux, ne sont rien moins que réelles; que M. d'Ostervald vient de mourir des suites de sa maladie; que les Demoiselles Zwelphérine & Paradis sont toujours aveugles. N'importe, il ne faut pas se décourager. Nouveaux efforts, nouvelle intrigue. Mais, hélas! nouvelles victimes. M. de Bourzeis, Médecin, publie toutes les circonstances de la maladie & de la fin de M. de Ruzay, attaqué d'une hydropisie de poitrine, & que M. Mesmer faisoit saigner, baigner, &

magnétisoit, après l'avoir brouillé avec son Médecin, qui étoit son ami, mais auquel la porte fut défendue, parce qu'il avoit osé proposer à M. Mesmer, qui en répondoit corps pour corps, une infusion d'hysope; (*Voy. Lettre de M. Bourzeis, Médecin*).

Cependant, Madame la Marquise de la Sourdiere, qui ignore tous ces événemens, vient implorer le secours de M. Mesmer. Je vois à ses genoux, cette Dame éplorée, lui dire, M. Mesmer ! Vous qui avez le don des miracles, pourriez-vous rendre à l'Etat un patriote, à la Société un citoyen, à une Famille en larmes un époux, un pere, un ami; à moi un oncle qui fait toute ma consolation ? Venez, on n'attend que vous. Il arrive, il examine, tout le monde est en suspends; il prononce : M. votre oncle, Madame, va tomber dans une affreuse agonie qui durera au moins trois jours; j'en juge par sa forte constitution; il va éprouver des douleurs inouies, & ne succombera, qu'après un long combat. Ne pourriez-vous pas les lui épargner, ces douleurs, dit Madame de la Sourdiere, & prolonger sa vie, quand ce ne seroit que de quelques jours? Oui, Madame, & je vais commencer; mais retirez-vous. Non, je ne puis abandonner mon oncle. Eh bien, Madame, je procéde, ce doigt suffit. De haut en bas, de bas en haut, ne sentez-vous rien, Monsieur? On entend tout à coup un bruit à la glotte. Qu'est-ce donc, Monsieur? Qu'ai-je entendu, dit la Marquise effrayée? Mon oncle! mon cher oncle! il ne parle plus! Quoi, M. Mesmer, seroit-il vrai? Madame, je ne vous ai point trompée: je ne vous ai pas promis guérison; Monsieur votre oncle devoit mourir, je lui ai épargné toutes les horreurs de l'agonie; vous devez être contente; il ne souffrira plus.

Cependant, la consternation est chez tous les associés. Comment empêcher Madame de la Sourdiere de conter cette aventure à tout Paris? N'importe; tout le monde se trompe, dira-t-on; & d'ailleurs Mesmer ne peut pas ressusciter les morts. Il faut toujours magnétiser; écrire en Province, faire des livres contre les Médecins, crier à la calomnie, à la jalousie, à la persécution.

En attendant, les promesses faites d'un autre côté, ne se réalisent point; Madame de Berny, qu'on disoit guérie, ne l'est point; Madame de la Corée, bercée d'espérances, est dans le même cas; on dispute sur leurs maladies; enfin elles meurent. M. Bourgade, qui se flattoit de même, qui respiroit journellement le fluide magnétique, qu'est-il devenu? Hélas! tout le monde le sait. Et vous, M. de Lange, M. le Chevalier de la Jonquiere, qui aviez respiré si long-tems ce merveilleux fluide, que devenez-vous? Les tems sont bien changés; les miracles sont suspendus; c'en est fait; il n'y a plus de ressource; mais qui est-ce qui saura votre mort? A peine étiez-vous connus. Et vous, Madame la Comtesse Desessarts, qui aviez fait connoissance au baquet avec une Bourgeoise, cette pauvre Madame Leblanc, femme d'un Huissier-Priseur, à laquelle vous vous intéressiez tant! Je viens de recevoir son billet d'enterrement. Si vous vivez encore, jettez quelques fleurs sur sa tombe; elle le méritoit; mais Dieux! quelle nouvelle! j'apprends que vous êtes morte aussi!

Ah, cruel Charlatanisme! rien ne peut donc te toucher, te rassasier? Ni les charmes de la jeunesse, ni les pleurs, ni les prieres, ni les vertus, ni les richesses! Tu absorbes, tu dévores tout, même tes meilleurs amis. Cet ami si cher, qui s'étoit sacrifié pour toi, ce Court de Gebelin, qui avoit tant de droits à ton amitié, à ta générosité, tu veux le chasser de ton temple! Ses derniers sentimens sont ceux du désespoir; je le vois qui·te tend les bras, qui te demande des secours; tu le laisse mourir, & tu le fais ouvrir! Obstructions, pisois-tu, obstructions: on l'ouvre; il n'y a point d'obstructions. Et cette pauvre Madame de Fleury, qui étoit devenue aveugle & paralytique entre tes mains, qu'est-elle devenue? Elle est donc morte aussi: il faut la faire ouvrir. Mesmer est sorcier; écoutez, il prononce: *rate obstruée, fleuve de pus.* Quel homme! on l'ouvre cette pauvre Marquise; la rate n'est point obstruée, il n'y a point de pus. Mais, Dieux! quelle est donc cette fatalité pour le Magnétisme; on n'entend parler que de morts. Voilà encore Mademoiselle Busson, qui vient

Animal. 159

de mourir, & qu'on va ouvrir. Quelle science étonnante que celle du Magnétisme! quel devin, quel Médecin que ce Monsieur Mesmer! Il laisse tout mourir. La salle au grand baquet est donc la salle des morts. Quelle école, grands Dieux! c'est M. Laribaux qui fait les ouvertures. C'est M. Mittié, c'est M. la Genevriere qui signent, qui constatent les faits ; c'est M. Orelut. Tous les Adeptes assistent aux ouvertures.

Mais ne peut-on pas répondre à tous ces faits ? Tous les malades ne sont pas morts. Madame la Marquise de Lizy, Madame Etienne, Madame Landay vivent encore. Cela est vrai ; mais quel état! Lassées d'un traitement long, qui ne produisoit aucun effet, ou qui laissoit aggraver le mal, elles ont quitté le Magnétisme pour avoir de vrais secours & du soulagement. Elles vivent encore. Qu'on les consulte ; il en est tems.

Ne peut-on pas citer encore, ajoute-t-on, les cures rapportées dans un ouvrage de 229 pages *in*-8°, qui a pour titre : *Précis historique des faits relatifs au Magnétisme animal.* On y trouve l'histoire de quatre malades, qui sont M. le Baron d'Andelau, M. Verdun, Mlle Berlancourt, & M. le Chevalier de Crussol, qui sont le fondement des cures authentiques entreprises par M. Mesmer, sous les yeux de plusieurs Médecins de la Faculté.

Le sujet de la première observation, M. le Baron d'Andelau, étoit fréquemment tourmenté d'attaques d'asthme. M. Mesmer dit, dans son Précis, p. 95, qu'il dirigea une verge de fer sur sa poitrine, & lui ôta la respiration. On ne dit pas que M. le Baron d'Andelau ait été guéri de son asthme; nous apprenons, dans ce moment, qu'il est fort mal, & qu'il a un baquet dans sa chambre.

Le sujet de la seconde expérience, M. Verdun, homme d'affaires de Madame de Petineau, étoit, selon M. Mesmer, sujet à des maladies nerveuses, qui commençoient par inflammation ; (ici ce n'est pas une inflammation imaginaire, mais réelle). La direction de
son

son fer lui occasionna un tremblement, sueur au visage, &c. Il n'est pas question de guérison (*Voy*. ibid. p. 96).

Mlle Berlancourt, personne âgée de vingt-sept ans, qui fait le sujet de la troisieme expérience (p. 96), & sur laquelle M. Mesmer dit qu'il dirigea son fer en différentes parties du corps, étoit hémiplégique, devenoit aveugle par accès, & avoit une douleur au front. On voit une relation de sa maladie, dans laquelle on trouve une attestation signée de cinquante-huit témoins, parmi lesquels il y a treize Officiers ou Gardes du Roi (1), qui attestent qu'en 1781, cette Demoiselle étoit beaucoup mieux. On y voit, de plus, que MM. Mesmer, Deslon & Didier lui ont fait prendre des bains, de la crême de tartre, de la limonade, & l'ont purgée plusieurs fois avec de la manne. On y trouve encore, que Mlle Berlancourt parle très-bien latin (voy. pag. 13), depuis qu'elle a été magnétisée.

---

(1) *Voyez* Lettre de M. Fournier Michel, Trésorier de France à M. Mesmer, sur la maladie de Mlle. Berlancourt de Beauvais, *in-*4°, 1781.

Enfin, on voit, page 97, du Précis historique, qu'elle n'est pas guérie. Ainsi, en dépouillant cette observation de tout le merveilleux dont on a voulu l'embellir, il se trouve que Mlle Berlancourt, attaquée d'une hystéricie, de mouvemens spasmodiques, de gonflemens au bas-ventre, sur-tout aux ovaires, que M. Mesmer prenoit pour une obstruction à la rate, & d'engourdissement dans les membres, s'est trouvée mieux par le changement d'air, par l'usage des bains, de la crême de tartre, & sur-tout de la manne, &c. & qu'elle n'est pas encore guérie.

Le sujet de la quatrieme expérience, est M. le Chevalier de Crussol, sujet à des incommodités habituelles, à des maux de tête de douze & quinze jours. M. Mesmer dit que l'ayant touché, il lui fit présent d'un violent mal de tête, mais qu'il le lui ôta avant qu'il sortît de chez lui. (Voy. ibid. p. 98). Il n'est pas question, non plus, de guérison.

Mais, si aucun des sujets dont M. Mesmer rapporte l'histoire, n'est pas encore guéri; quels sont donc ceux qui ont cet avantage? M. le

Marquis de Puységur assure que c'est le fils de M. Kornmann, Banquier. Il faut le croire. Cet enfant âgé de deux ans, avoit des taies, une humeur aux yeux; M. Mesmer jugea qu'il avoit des obstructions. Il étoit aigre, acariâtre avant le traitement; aujourd'hui ses mouvemens sont vifs, précis & gracieux (1).

Il y a encore, dit-on, M. Neveu, Architecte Juré Expert, rue de Tournon, dont on ne peut pas contester la cure par le Magnétisme. Voici le détail de sa maladie.

Cet Architecte, âgé d'une cinquantaine d'années, tombe en apoplexie & paralysie, au mois d'Avril 1784. On lui administre les secours ordinaires (M. Maloët étoit son Médecin), & on parvient à le sauver de l'apoplexie. La paralysie reste; (c'étoit dans un moment où le public étoit engoué de M. Mesmer). On le fait appeller. M. Neveu avoit alors plusieurs grains de tartre stibié

_____

(1) *Voyez* Détail des Cures opérées à Buzancy près Soissons, par le Magnétisme animal. Soissons. 1781.

dans le corps, qui n'avoient pas produit leur effet. On lui avoit encore donné du vin émétique qui n'avoit point opéré. M. Mesmer arrive & magnétise, en présence de plusieurs personnes. Après s'être informé de tout, il prédit une évacuation prochaine, ou pour le lendemain. Cette évacuation eut lieu dans la nuit. Le lendemain, M. Mesmer voyant que ses prophéties se réalisoient, en fait une autre semblable, mais qui ne se réalise point. Voyant que la nature n'obéissoit plus à ses ordres, il se retourne, ordonne secrètement du petit-lait émétisé, prédit des évacuations, & magnétise. Enfin, s'appercevant que les choses étoient toujours de même, qu'il n'étoit pas possible de donner des crises, ni de faire des prophéties justes sur les évacuations, sans faire prendre l'émétique, il quitte le malade, en se faisant remplacer par un nommé M. Laribaux, Chirurgien, qui depuis plus d'un mois, bourre ce pauvre M. Neveu de purgatifs, d'émétique & d'apozèmes, sans qu'il y ait du mieux. Ce bon Architecte, voyant que les magnétisations ne fignifioient rien, n'a plus voulu de toutes ces fingeries qu'on faifoit autour de lui, & s'eft réfigné à prendre les purgatifs, à condition qu'on ne le magnétiferoit plus. Depuis deux mois, M. Becqueret, Apothicaire, rue de Condé, lui a fourni cinq médecines. Mad. Neveu auroit bien dû en faire mention, dans la lettre imprimée qu'elle a publiée. Du refte, ce pauvre M. Neveu eft toujours dans le même état.

Ainfi, fur fept à huit mille malades que l'enthoufiafme a portés chez M. Mefmer, nous ne voyons que le Pere Gerard, qui fe plaignoit de grandes chaleurs à la tête; le P. Hervier, qui n'a jamais été malade; le fils de M. Kornmann, qui a aujourd'hui des mouvemens vifs & gracieux, & les Payfans qui ont fait la chaîne à Buzancy, autour de l'arbre magnétifé, qui foient guéris. Encore, faut-il rayer ceux de Buzancy; ce grand miracle n'étant pas l'ouvrage de M. Mefmer. Tous les autres font morts, ou déferteurs, ou apoftats du Magnétifme.

Cependant, ce M. Mefmer doit être un grand

homme, M. Bergasse l'a dit. Personne avant lui, n'avoit pensé à ce Magnétisme animal. Jamais on n'a offert à la curiosité humaine une découverte aussi étonnante. Parce que Mad. de la Porte, par exemple, fait une fausse-couche chez M. Mesmer, tandis qu'on la magnétise, s'ensuit-il, dira-t-on, que ce soit l'effet du Magnétisme? N'y a-t-il pas dix grands Seigneurs, au moins, qui vous diront que M. Mesmer est un grand Médecin; qu'il connoît bien la nature. Au surplus, tous ces accidens sont ignorés dans le fond des Provinces, & rien ne doit empêcher de dire que jamais le Magnétisme n'a eu des succès aussi brillans. Cela attire toujours quelque Médecin, qui vient de loin lui apporter ses cent louis.

Mais, M. Mesmer, je n'en ai que cinquante, dit un Provincial nouvellement arrivé! De grâce, de Confrere à Confrere, il me semble que vous pourriez bien en rabattre quelques-uns. Considérez qu'Hippocrate ne prenoit rien, qu'il ne vendoit pas sa doctrine. Je vous promets de faire un livre sur le Magnétisme, dans lequel je dirai que vous êtes plus grand qu'Hippocrate. Je ne peux pas, dit M. Mesmer, en rabattre une obole, mon cher Confrere; & en conscience, cela n'est pas cher.

Voilà donc le fruit de ta doctrine, illustre Magnétisme ! Toi qui dois guérir cancer, surdité, cécité, vapeurs, folie, tremblemens, goutte sereine, polypes, paralysie, phrénesie, hydropisie ! Tu n'exceptes de ta cathégorie que les maux vénériens. Pourquoi as-tu donc laissé mourir M. Buffon d'un polype, & Madame Poissonnier d'un cancer, elle qui avoit été choisie pour être la nourrice d'un Prince ? Il n'y avoit pas-là le moindre soupçon de maladie vénérienne. Comment t'accordes-tu avec toi-même ? Quel faux-fuyant ! quel nouveau genre d'excuse ! Qu'elle porte de derriere !.... Oh ! Sacrobosco, Campanella, Santabarenus, Robert, vous Sabour & Gadour, Pompona, Trois-Échelles, Cypriot, Zabulon, Carintof, Recanath, & Gassner ! Vous tous, illustres Thaumaturges & Magiciens, Cabalistes, qui avez connu l'art des

L 4

enchantemens, celui d'exorciser, d'ensorceler, d'évoquer les démons, les farfadets, avez-vous jamais eu une pareille science ? Hélas ! vous n'avez pas eu tant de gloire, il est vrai, ni tant de richesses ; aussi n'avez-vous trompé personne. Votre magie étoit simple. Dans vos erreurs, vous aviez encore une sorte de honte, de modestie, de retenue. Vous ne mettiez point à contribution vos Confreres, les malades, & ceux qui se portoient bien ; vous ne connoissiez pas un pareil négoce. Vous ne faisiez pas ouvrir vos amis, après les avoir laissé mourir sans secours. Vous n'aviez pas seulement l'idée de l'astuce, de l'avidité, de l'hypocrisie, de l'inhumanité qui caractérisent le nouveau faiseur de miracles. Les tems sont bien changés.

Adieu, Mesmer, je te laisse dans ton école avec tous tes morts ; cela est trop affligeant ; il faut d'autres objets.

QUATRIEME PARTIE.

Faits analogues aux résultats du Magnétisme animal.

MANIPULATIONS, GESTICULATIONS.

ON a déja vu que M. Mesmer faisoit tantôt danser ses malades, en leur annonçant que leur veine d'or s'ouvriroit, tantôt les mettoit dans des postures de suppliants, leur faisoit des signes avec la baguette, avec un morceau de fer, employoit des manipulations; les Magiciens ne s'y sont jamais pris autrement. Dans la magie noire, lorsqu'il étoit question d'exorciser quelqu'un, ou d'évoquer le diable, il y avoit toujours quelque cérémonie à-peu-près semblable. Quant aux attouchemens, aux manipulations plus directes, on sait que plusieurs Thaumaturges ont été dans l'usage d'imposer les mains.

Mais les plus fameux manipulateurs guérissans dont l'histoire fasse mention, sont les *Salmadores* & les *Saludadores*, en Espagne, dont Victoria & Crucius ont recueilli les miracles & ont fait l'histoire. Ils ont la vertu de guérir les maladies, non-seulement par leurs prieres ou oraisons, mais en faisant des gesticulations, en soufflant dans la bouche des malades, en leur crachant même au visage, lorsque la maladie est trop rebelle. Mais, pour jouir de tous ces privileges, pour être *Saludador* en regle, il faut être de la famille de Sainte Catherine, & être né en Mars ou en Avril (1). Pour connoître si quelqu'un est un vrai Saludador, en Espagne, on le fait passer par l'épreuve du feu; pour cela on l'enferme dans un four bien chaud; s'il est de la famille de Sainte Catherine, il en sort sain & sauf; mais s'il n'en est pas, il joue gros jeu. On en a vu qui ont été ainsi cruellement rôtis (2). On voit par-là que ces sortes de pantomimes ne sont pas toujours comiques.

---

(1) Voyez DELRIO *magicæ disquisitiones*.
(2) VAIR, *de fascino*, lib. 2. cap. 2.

Après les Saludadores d'Espagne, un des plus fameux guérisseurs par attouchement dont l'histoire fasse mention, est ce fameux Irlandois, *Valentike Greatrake*, que nous connoissons mieux, sous le nom de *Valentin Greterick*.

Notice sur Valentin Greterik.

Greterick étoit un homme d'assez bonne maison, qui avoit été Lieutenant d'une Compagnie, pendant la guerre d'Irlande. Il nous a appris lui-même, dans le précis qu'il a donné de sa vie (1), que dès l'année 1662, il eut une révélation qui lui apprit qu'il avoit le don de guérir les écrouelles. Cette révélation fit un tel effet sur lui, qu'il toucha plusieurs personnes & les guérit. Trois années après, la fievre étant devenue épidémique dans sa Province, une seconde révélation lui persuada qu'il pouvoit aussi la guérir. Il en fit l'essai, & il nous assure qu'il guérit tous ceux qui lui furent présentés. Enfin, au mois d'Avril

---

(1) *Account of his great and strange cures.* London 1666. in-4°.

1665, une autre espece d'inspiration lui suggéra qu'il avoit le don de guérir les plaies & les ulcères; & l'expérience, dit-il encore, fit voir qu'il ne s'étoit pas trompé; il trouva même qu'il guérissoit les convulsions, l'hydropisie & plusieurs autres maladies. On venoit à lui de toutes parts, & sa réputation s'accrut si fort, que le Clergé lui défendit de se mêler davantage de ces sortes de guérisons.

Il passa, la même année, en Angleterre, à la sollicitation d'une Dame malade; & à mesure qu'il s'avançoit dans les Provinces, les Magistrats des Villes & des Bourgs où il passoit, le prioient de venir guérir leurs malades. Le Roi en étant informé, lui fit ordonner par le Comte d'Attington, Secrétaire d'État, de se rendre à White-Hall. La Cour ne fut pas trop persuadée de son pouvoir miraculeux, mais elle ne lui défendit pas de se produire. Il ne faisoit autre chose que toucher les malades. Les douleurs de goutte, de rhumatisme, les convulsions étoient chassées par cet attouchement, d'une partie à un autre, jusqu'aux dernieres extrémités du corps, après quoi, elles disparoissoient entiérement. Ce *Toucheur*, car c'est ainsi qu'on l'appelloit, trouva les esprits si généralement prévenus en sa faveur, que les malades venoient en foule lui demander leur guérison, & la plupart s'en retournoient, persuadés de l'avoir obtenue. Le Duc de Buckingham, lui-même, qui d'ailleurs n'étoit rien moins que superstitieux, ayant une douleur à l'épaule, voulut être touché par Greterick. Saint-Evremond, qui étoit alors à Londres, nous dit, dans sa Piéce intitulée, *le Prophete Irlandois*, que quelques personnes ayant prié M. de Cominges, alors Ambassadeur de France en Angleterre, de le faire venir chez lui pour voir quelqu'un de ses miracles; la foule des infirmes & des curieux fut si grande à son Hôtel, qu'on eut beaucoup de peine à contenir le monde & à régler les rangs.

Sa contenance étoit grave, mais simple, & n'avoit rien d'emprunté. Il rapportoit toutes les maladies aux esprits malins, & tous les malades, pour lui, étoient autant de possédés. Le premier qu'on lui présenta étoit un homme accablé de goutte & de douleurs de rhumatifme. Ce que voyant, le faiseur de miracles dit : *J'ai vu de cette sorte d'esprits en Irlande, il y a long-tems. Ce sont des esprits aquatiques, qui apportent des froidures, & excitent des débordemens d'humeurs en ces pauvres corps. Esprit malin,* dit-il, *qui as quitté le séjour des eaux pour venir affliger ce corps, je t'ordonne de quitter ta nouvelle demeure, & de t'en retourner à ton ancienne habitation.* Cela dit, le malade se retira ; il en vint un autre qui se disoit tourmenté de vapeurs mélancoliques, hypocondriaques : *esprit aërien,* dit l'Irlandois, *retourne dans l'air ; exerce ton métier pour les tempêtes, & n'excite plus de vents dans ce triste & malheureux corps.*

Ce malade fit place à un troisieme qui, suivant le Prophete, n'étoit tourmenté que par un simple lutin, incapable de tenir un moment à sa parole. Il fit un souris à l'assemblée, en disant : *cette sorte d'esprit afflige peu souvent, & divertit presque toujours.* A l'entendre, il n'ignoroit rien en matiere d'esprits ; il savoit leur nombre, leur rang, leurs emplois, & se vantoit d'entendre beaucoup mieux les intrigues des démons que celles des hommes. Aussi-tôt que les malades le regardoient ou qu'ils entendoient sa voix, ils tomboient par terre ou dans de violentes agitations. Il les guérissoit comme les autres, en les touchant. Il parvint à la plus grande réputation en peu de tems. Il y eut même un Médecin Anglois, *Henri Stubbe*, qui publia ses cures miraculeuses. Dans l'écrit qu'il fit lui-même, on trouvoit un grand nombre de certificats signés par des personnes d'une probité reconnue, & entr'autres par le célebre Bayle & par Wilkins, Curwost, Patrik, fameux Théologiens, qui attestoient la vérité des guérisons extraordinaires qu'il avoit faites.

Cependant, il ne put pas persuader tout le monde de la réalité de son don miraculeux. On écrivit violemment contre lui ; David Bryde (1), sur-tout, publia l'examen de ses miracles. Sa réputation se soutenoit néanmoins ; d'Aubigny même, qui étoit alors à Londres avec Saint-Evremond, étoit pour

(1) DAVID BRYDE *Wonders no miracles or Greatrakes healing examined.* London, 1666. in-8°.

lui, lorsqu'une aventure à laquelle il ne s'attendoit pas, servit à le faire connoître & le démasquer entiérement.

Un homme & une femme mariés ensemble, vinrent chercher du secours dans sa vertu, contre un esprit de discorde, disoient-ils, qui troubloit leur ménage & y portoit toujours la division. C'étoit un Gentilhomme de quarante-cinq ans, dont la femme, assez bien faite, en avoit environ trente-cinq. Elle voulut parler la premiere. « J'ai un mari, dit-
» elle, le plus honnête homme du monde,
» à qui je donne mille chagrins, & qui ne
» m'en donne pas moins à son tour. Mon
» intention est de bien vivre avec lui, &
» cela seroit, si un mauvais esprit dont je
» me sens saisie, ne me rendoit insuppor-
» table, & ne me donnoit les plus vio-
» lentes agitations. Lorsqu'elles ont cessé,
» je reviens à ma douceur naturelle, & je
» n'oublie rien pour plaire à mon époux;
» mais son démon le tourmente à son tour,
» lorsque le mien me laisse; & ce mari, qui
» a tant de patience pour mes transports,

n'a

» n'a que de la fureur pour ma raison. Là,
» se tut la dame, en apparence assez sincere,
» & le mari reprit ainsi :

» Quelque sujet que j'aie de me plaindre
» du diable de ma femme, je dois avouer
» qu'il est sincere, & qu'il vient de dire la
» vérité. Lorsqu'il a fini, le mien commence
» son train. Ainsi, notre vie se passe à faire
» le mal & à l'endurer. Voilà nos tourmens ;
» s'il y a du remede, je vous prie de nous le
» donner. La cure d'un mal aussi étrange
» que le nôtre, ne sera pas celle qui vous
» fera le moins d'honneur ».

Ce ne sont ici ni lutins ni farfadets, dit le Prophete Irlandois ; *ce sont des esprits du premier ordre de la légion de Lucifer, démons orgueilleux, grands ennemis de l'obéissance, & fort difficiles à chasser.* Alors, il demanda la permission à l'assemblée de se retirer dans un cabinet pour y consulter ses livres, car il avoit besoin de paroles extraordinaires, & d'une formule un peu forte. Il en trouva une, dit-il, capable de confondre tous les diables de l'enfer. Le premier effet de la conjuration

M

se fit sur lui-même; car ses yeux rouloient dans sa tête d'une maniere violente, & il faisoit des grimaces & des contorsions horribles. Après avoir tourné ses yeux de toutes parts, il les fixa sur ces bonnes gens, & les ayant frappés tous deux d'une baguette qui ne devoit pas être sans vertu : *Allez, démons,* dit-il, *allez, esprits de dissention, exercer la discorde dans l'enfer, & laissez rétablir par votre départ l'heureuse union que vous avez troublée ! Et vous, mes amis,* en s'adressant aux époux, *allez goûter avec joie le repos dont vous êtes privés depuis long-tems.*

Les démons expédiés, le bon Irlandois se retira; tout le monde sortit, & nos bonnes gens retournèrent à leur logis, avec une satisfaction plus merveilleuse que le prodige fait en leur faveur. Mais elle fut de courte durée. Sur le mot *d'obéissance,* lâché imprudemment par le mari, il y eut une nouvelle scène qui lui fit faire des réflexions sur leur malheur, & leur persuada qu'ils n'étoient pas guéris. Ils prirent le parti d'aller demander une plus forte & plus efficace conjuration au Prophète.

Du moment qu'il les apperçut, il crut qu'ils venoient le remercier; mais la femme l'ayant défabufé, il examina attentivement leurs yeux, & convint, un peu honteux, que tous les efprits n'étoient pas délogés; & après les avoir conjurés de la maniere la plus énergique, les patiens fe crurent pour le coup à la fin de leur malheur. Ce jour leur parut comme un jour de noces, & la nuit fut attendue, dit Saint-Evremond, avec la même impatience que celle du premier jour de leur mariage. Mais, hélas, dit-il, qu'elle répondit mal à leurs defirs! Le trop d'amour fait la honte des amans. Heureufement pour l'honneur du mari, la femme accufa les démons, & le Prophète ne fut plus à fon égard qu'un pauvre Hibernois, qui n'avoit pas la vertu de chaffer un feu folet. Sa confufion fe tourna en dépit contre l'Irlandois, qui n'avoit pas fu les délivrer. Il y a long-tems, dit-elle, brufquement, & comme fi elle eût été infpirée, que la fimplicité de cet homme amufe la nôtre, & je vois bien que nous attendrions vainement notre guérifon de lui.

Mais ce n'eſt pas aſſez d'être détrompés; la charité nous oblige à détromper les autres auſſi-bien que nous, & à faire connoître ſa vanité ou ſa ſottiſe. Cependant, déja les aveugles penſoient voir la lumiere qu'ils ne voyoient pas; déja les ſourds s'imaginoient d'entendre; déja les boîteux croyoient aller droit, & les perclus, avoir l'uſage de leurs membres. Telle étoit la force des eſprits ſur les ſens; l'on ne parloit que de prodiges, & ces prodiges étoient appuyés d'une ſi grande autorité, que la multitude étonnée les recevoit avec ſoumiſſion, tandis que quelques gens éclairés n'oſoient élever la voix; & ceux qui voyoient le mieux ces cures imaginaires, n'oſoient déclarer leur ſentiment parmi ce peuple prévenu ou enchanté.

Tel étoit le triomphe de l'Irlandois, lorſque notre couple fendit la preſſe courageuſement pour venir le démaſquer au milieu de ſa gloire. *N'as-tu point de honte*, lui dit la femme, *d'abuſer le peuple ſimple & crédule, comme tu fais, par l'oſtentation d'un pouvoir que tu n'eus jamais; tu avois ordonné à nos* démons de nous laisser en repos, & ils n'ont fait que nous tourmenter encore davantage ; tu leur avois commandé de sortir, & ils s'opiniâtrent encore avec plus de force à rester en dépit de tes ordres, se mocquant également de notre crédulité & de ton imbécile puissance. Le mari continua les mêmes reproches, jusqu'à lui refuser la qualité d'*imposteur*, parce qu'il falloit, disoit-il, de l'esprit pour l'imposture, & que ce misérable n'en avoit point.

Le Prophète perdit la parole, en perdant l'autorité qui le rendoit vénérable, & ce redoutable pouvoir établi sur les esprits, devint à rien aussi-tôt qu'il y eut des gens assez hardis pour ne pas le reconnoître. Alors, l'Irlandois surpris, étonné, sortit par une porte de derriere, & tout le monde se retira honteux de s'être laissé abuser de la sorte, & chagrin néanmoins d'avoir perdu son erreur. Pour M. d'Aubigny, il mit le Prophète au rang de cent autres qu'il avoit essayés inutilement. (Voy. *la Vie de Saint-Evremond, par M. de Maizeaux,* & sur-tout la Piece intitulée, *le Prophète Irlandois*).

Le Toucheur de Paris.

Rien ne reſſemble mieux à cet Irlandois, que le Toucheur qui étoit à Paris en 1772 ou 1773, ſous la protection de M. le Prince de Deux-Ponts, & qui logeoit, rue des Moineaux. L'enthouſiaſme parmi le peuple étoit ſi grand, qu'on a vu un jour cette rue jonchée de paralytiques & d'impotens de toute eſpece. Il ne faiſoit que les toucher, quelquefois un peu rudemment, & leur diſoit : *Allez, vous êtes guéris.* On ne ſait pas juſqu'à quel point cet enthouſiaſme auroit été porté, ſi le Magiſtrat de la Police n'y eût mis ordre. On fit ſortir ce Toucheur, de Paris, & depuis ce tems là, il n'a plus été queſtion de lui ni de ſes miracles. Le peuple l'appelloit, *le Prophète Elie.*

APPAREILS MAGIQUES.

Quant aux appareils magiques ; quoique celui de M. Meſmer ſoit très-ingénieux, il n'eſt pas moins vrai que celui de Graaham, établi à Londres en 1780, ſurpaſſoit de beaucoup le ſien, ſoit par la magnificence, ſoit par les effets. Nous rapporterons, en faveur de ceux qui pourroient avoir oublié ce qui le concerne, ce qu'on lit dans le Courier de l'Europe, du Vendredi 30 Juin 1780.

Notice sur Graaham.

Le Courier de l'Europe dit :

» Un Médecin d'Edimbourg, le sieur Graaham, vient de construire un appareil de Médecine restaurante, dans une maison à laquelle il donne le nom de *Temple de la Santé*, qui lui a coûté cent mille écus, dans la vue de mêler l'utile à l'agréable, & de joindre la magnificence à l'art de guérir. Les personnages les plus distingués & les plus instruits, avouent qu'ils n'ont jamais rien vû de comparable à l'élégance qui regne dans ce Temple, où l'on entend la symphonie la plus agréable, où la lumiere réfléchie, produit l'effet le plus brillant ; & où l'on respire les parfums les plus exquis ».

» Ce Médecin donne pour une guinée un avis imprimé, dans lequel il promet de remédier à la stérilité dans un sexe, & à l'impuissance dans l'autre. Il y joint un détail nécessaire des préparatifs propres à favoriser la reproduction, assignant la propreté comme un des moyens les plus efficaces. Il recommande beaucoup de modération dans les sacrifices offerts au Dieu de ce Temple, qui est l'Hymen ; car ajoute-t-il, en note, il n'est pas moins ridicule qu'imprudent aux hommes de nos jours, de trancher de l'Hercule, quand hélas, grace aux sotises de nos peres, & à leur propre foiblesse, on n'en voit que peu qui puissent donner des preuves de leur existence. Il recommande encore de se coucher & de se lever de bonne heure; de laisser entrer la lumiere dans l'appartement, sur-tout, celle de la lune. Il conseille aux époux de s'amuser à chanter, de s'entretenir souvent d'objets de Philosophie & de Religion ; car alors, dit-il, les ames d'un couple heureux, se trouvant irradiées, remplies d'amour & d'harmonie ; leurs corps & leurs ames se rencontrent, se confondent, s'abandonnent à l'ardeur d'un transport céleste, volent à tire-d'aile vers les champs élysées, & ne se croyent plus habitans de ce bas-monde ».

« Après avoir suivi mes conseils de point en point, & pris pour se fortifier, du baume divin que je prépare, & que, pour le bien de l'humanité, je ne vends qu'une guinée la bouteille ; si par hasard on ne réussissoit pas, j'ai, dit-il, un moyen infaillible, qui est l'usage d'un lit merveilleux, que je nomme *magnético-électrique*, le premier & le seul qui ait jamais existé dans l'univers. Il est dans une vaste & superbe piece sur le devant. Il est porté sur six piliers massifs & transparens, & couvert de drap de satin pourpre ou bleu céleste, sur des matelas dans le goût des lits de Perse. Dans la piece voisine, est un cylindre qui sert de conducteur aux émanations du feu céleste & vivifiant, ainsi qu'aux parfums de l'Orient qui passent au travers des tubes de verre jusqu'à ce lit. Les draps sont parfumés des essences d'Arabie. Ce lit est rempli d'un feu céleste & électrique qui est le résultat d'un mélange de vapeurs magnétiques si efficaces, qu'elles donnent aux nerfs toute leur vigueur. A cela se trouvent joints les sons mélodieux de la célestine, des flûtes douces, des voix agréables & du grand orgue ».

« Rien de plus étonnant que l'énergie divine de ce lit, propre à faire cesser la stérilité dans les femmes, à les rendre meres, & à réintégrer l'homme âgé dans sa premiere vigueur ».

« Ceux qui voudront entrer dans ce sanctuaire, que je nomme *Sanctum Sanctorum*, auront soin de m'en prévenir par un mot de lettre, auquel ils joindront un billet de banque de cinquante livres sterling ».

Là dessus l'Auteur du Courier de l'Europe fait cette réflexion :

« Dire qu'il existe un homme capable d'écrire toutes ces sotises, de les publier, de dépenser cent mille écus pour établir cet appareil, c'est dire qu'il existe un fou ; rien d'étonnant : mais dire que ce fou gagne des sommes immenses à Londres, ne seroit-ce pas dire que l'Angleterre est folle (1) ? »

---

(1) Mais comme on sçait, d'après un proverbe banal, que tout ce qui vient par la flûte, s'en va par le tambour, il est arrivé que ce Graaham perdu de dettes, a été renfermé dans une prison en Angleterre.

Autres exemples de l'imagination frappée ; & preuves qu'on croit voir ce qu'on ne voit pas, en effet.

Paracelfe définit les phantômes ou fpectres *phantafma*, des corps qu'on voit, le foir ou la nuit, fur les bords de la mer, & qui reffemblent le plus fouvent à des géans. Le même Paracelfe indique la maniere de faire des miroirs conftellés, dans lefquels on fait voir tous les objets qu'on veut fe repréfenter. Nous ignorons s'il s'en eft jamais fervi ; mais nous fommes bien certains qu'un Juif, nommé *Léon*, a gagné plus de quarante mille livres à Paris en 1772, à vendre de ces miroirs. Voici fon hiftoire.

Effets des miroirs conftellés ; hiftoire de LEON le Juif (1).

« En 1772, un de mes amis, connoiffant le

---

(1) L'aventure de Léon le Juif, à Paris, eft un fait dont plus de deux mille perfonnes ont été inftruites, fur-tout plufieurs Grand-Seigneurs. L'Auteur de cette relation eft un témoin oculaire ; c'eft lui qui parle.

goût que j'avois pour les choses extraordinaires, me proposa de me faire connoître un homme qui possédoit un miroir constellé, au moyen duquel je verrois les personnes que je voudrois, vivantes ou mortes. Je rejettai sa proposition, comme une extravagance. Deux mois après, d'autres personnes me parlèrent de cette singularité, comme d'un fait certain. Je me déterminai à l'aller voir. Je fus conduit chez un Juif Allemand, nommé Léon, qui logeoit en chambre garnie, rue de la Harpe. Sa chambre étoit à demi-éclairée.

Ce Juif commença d'abord, par m'entretenir de sciences abstraites, & finit par me dire qu'on avoit trouvé, à la mort d'une personne, une boîte dans laquelle il y avoit un petit miroir & des caractères en langue morte, que personne n'avoit pu déchiffrer. Il ajouta qu'après avoir bien examiné cette boîte avec plusieurs savans Rabins, ils avoient découvert que ce miroir étoit constellé, & qu'on pouvoit y voir ce qu'on désiroit. La boîte étoit un quarré long d'environ dix pouces de longueur sur quatre & cinq pouces de diamètre,

& ressembloit à celles dans lesquelles les Carmes envoient leurs bouteilles d'eau en Province. Elle s'ouvroit à une des extrêmités. Il y avoit dans le fond un petit miroir concave, autour duquel étoient marqués différentes figures hyéroglyphiques & des caracteres hébraïques. Le Juif me dit que les personnes qui étoient nées au mois d'Avril pouvoient y voir. Etant de ce mois, je proposai d'en faire l'essai; il y consentit.

Il me fit d'abord répéter quelques prieres en me plaçant dans un coin de la chambre; après quoi il me montra comment je devois tenir la boîte, & me recommanda d'avoir un désir ardent de voir ce que je voudrois. Après une demi-heure de contention, ne voyant rien, je lui en demandai la cause. Il me dit des injures & me traita d'incrédule, d'homme sans mœurs, ajoutant que ce miroir n'avoit aucune vertu entre les mains de pareilles gens. Avant de me retirer, je lui proposai une personne qui avoit toutes les qualités requises pour voir, & lui promis de l'amener; nous convînmes du jour.

J'y conduisis la personne, qui étoit un curieux de bonne foi, & sur qui je pouvois compter comme sur moi-même. Après les préliminaires accoutumés, il le plaça dans un coin de la chambre, lui recommanda la foi en l'esprit qui présidoit au prodige qu'il alloit voir, & le laissa à lui. Après un quart d'heure de réflexion, il lui demanda ce qu'il désiroit voir. Le curieux lui nomma une personne de sa connoissance, qui n'étoit connue d'aucun de ceux qui étoient présens. Au moment même, il me dit qu'il voyoit celui qu'il avoit demandé, qu'il le voyoit dans son habillement & avec sa coëffure ordinaire. Le Juif lui demanda s'il vouloit voir d'autres personnes; & sur la réponse qu'il fit, qu'il désiroit voir une dame telle qu'elle étoit dans le moment; le Juif mit un petit intervalle, pour la cérémonie, & dit de regarder dans le miroir. Mon ami vit cette dame dans son appartement, avec un enfant qu'elle avoit alors, reconnut la chambre & tous les meubles.

Etonnés du prodige, nous restâmes dans la plus grande admiration. Notre surprise étoit d'autant plus grande, que nous avions examiné ensemble si par l'optique ou la catoptrique, on pourroit, par des moyens quelconques, retracer au fond de la boîte des objets peints & éloignés, ce qui étoit impossible. La boîte étoit tenue verticalement; elle n'avoit que cinq pouces d'ouverture sur quatre, & le visage de la personne couvroit l'orifice de la boîte, le dos tourné vers le mur. Nous avions pris des renseignemens sur le local de la chambre & sur celle qui étoit contiguë.

D'après ces précautions, mon ami, persuadé de la vérité du prodige, sans pouvoir l'expliquer, forma le projet d'acheter le miroir, à quelque prix que ce fût, si le Juif vouloit répéter l'expérience dans un appartement de son hôtel. Il y consentit. L'expérience fut faite. Elle réussit aussi bien que la premiere. Il lui demanda le prix de ce miroir, qui ne valoit pas plus de trente sols intrinséquement. Le Juif fit beaucoup de difficultés, disant que c'étoit un trésor pour lui, qui pouvoit lui produire beaucoup: enfin après bien des débats, on convint à six mille livres, qui furent données après qu'on y eût vu encore une fois une autre personne.

Notre premier soin fut de chercher des enfans nés sous la constellation désignée. Après bien des recherches, nous en trouvâmes un qu'on soumit à l'expérience, & qui voyoit certains objets dans des instans, & ne voyoit rien dans d'autres. Nous apprîmes, quelque tems après, que le Juif continuoit à recevoir du monde chez lui, & qu'il avoit un second miroir. Nous fîmes des recherches: le résultat de nos informations fut qu'il en avoit procuré à plusieurs Seigneurs, à un prix plus ou moins haut, suivant l'envie qu'ils avoient témoigné d'en avoir; & qu'il en avoit déja vendu pour quarante mille livres. Cette découverte me déconcerta, & me fit soupçonner quelque supercherie. Je vis la plupart des personnes qui en étoient pourvues, qui assuroient avoir vu dans certains tems, & n'avoir rien vu dans d'autres. Elles étoient toutes de bonne foi. Ce Juif en avoit vendu à douze cent livres.

Je fus le voir dans l'intention de lui faire des reproches sur ce qu'il nous avoit assuré
que

que ce miroir étoit unique. Il s'excusa en disant qu'à force de travail & d'expériences, il étoit parvenu à en faire de semblables, & qui produisoient le même effet. Je trouvai chez lui beaucoup de gens qui non-seulement voyoient, disoient-ils, les personnes qu'ils avoient demandées, qu'elles fussent vivantes ou mortes, éloignées ou non; mais qui entendoient les réponses aux demandes qu'ils leur faisoient, sans que personne se doutât de la conversation. Tous ces gens me parurent suspects. J'y fis connoissance avec une femme qui m'avoua enfin que tout ce manége n'étoit qu'artificiel, & qu'elle ne voyoit & n'entendoit rien. Cette découverte me convainquit que ce Juif étoit un fourbe. Mais je ne pouvois expliquer l'illusion de mon ami, dont la bonne foi & la franchise m'étoient connues. Voici de quelle maniere je m'y pris pour découvrir la vérité.

Je fis faire un miroir parfaitement semblable au sien. Pour qu'ils fussent plus ressemblans, on l'exposa à la fumée pendant quelque tems. Ces deux pieces se ressembloient si fort que je m'y trompois moi-même. Je fis faire l'essai avec le nouveau miroir à plusieurs personnes, qui virent de même que dans l'ancien. Mon ami en fut aussi la dupe. Convaincu par cette expérience, que ce prétendu prodige n'étoit qu'une illusion, à laquelle un desir ardent de voir ce qu'on souhaitoit, donnoit tout son effet. Je fis part de ma découverte à mon ami, qui eut peine à revenir de son erreur. L'amour-propre blessé, le regret d'avoir donné son argent, & d'avoir perdu un bien qu'il croyoit posséder seul, le tinrent longtems en suspens. Enfin, il fut obligé de se rendre à la vérité. L'enthousiasme cessa, la tête se remit, & avec la meilleure volonté, mon ami ne put plus rien voir ni dans l'un ni dans l'autre miroir. Plusieurs personnes dans le même cas que lui, apprenant notre aventure, furent indignées, & leur illusion ayant cessé, ils ne virent plus rien dans leur miroir. Parmi celles-ci, il s'en trouva qui furent se plaindre à M. de Sartine, alors Lieutenant de Police, qui fit mettre les comperes du Juif à Bicêtre, & fit bannir celui-ci de France.

Animal.

Parmi les acquéreurs du miroir constellé, il y avoit feu M. le Commandeur de Ch. (1).

Cette aventure prouve qu'en fait de prestiges, on peut être dupe non-seulement des tours d'un Charlatan, mais de soi-même, de ses propres sens.

Autres effets de l'imagination frappée, qui prouvent qu'au moyen du prestige, on peut opérer même des changemens réels dans les maladies.

Il seroit inutile & même fastidieux de recueillir un grand nombre d'exemples de ce que peut la foi, du pouvoir que l'homme a eu

---

(1) Tout le monde a connu la simplicité de ce bon Gentilhomme, qu'on trouva un jour dans la forêt de Bondy, occupé à chercher un trésor que des Chevaliers d'industrie de Paris lui avoient persuadé être caché au pied d'un arbre, depuis M. le Régent. La bande à laquelle il s'étoit livré, étoit composée du Chevalier qui avoit fait la fable, d'une femme & d'un Prêtre avec son étole, en cas qu'il fût besoin de chasser le diable.

de tout tems sur l'esprit de ses semblables, enfin des prétendus miracles opérés dans les maladies par des imposteurs, lorsqu'ils ont abusé de leur caractère, ou de la crédulité des hommes. Ces sortes d'exemples qu'on pourroit accumuler par milliers, tous bien attestés & signés, ne sont bons qu'à prouver la foiblesse de l'esprit humain, & combien il est facile de lui en imposer, sur-tout lorsque le physique est malade. Alors, il éprouve non-seulement les effets du prestige sur ses sens, mais il peut éprouver des changemens réels dans les maladies dont il est atteint.

Il y a des Théologiens, sur-tout ceux qu'on a appellés, les *Dénicheurs des Saints*, qui ont cherché à révoquer en doute ou à expliquer ces sortes de changemens. Delrio, par exemple, dans ses *Controverses magiques*, dit « qu'on » ne peut pas nier qu'il ne se soit trouvé autrefois, & qu'il ne se trouve encore des » personnes qui rendent la santé par le seul » attouchement; que cela se prouve par les » légendes des Saints, & par l'expérience qu'on

» en a tous les jours ; mais que ces fortes de
» guérisons ne sont souvent que momenta-
» nées ou pour un tems, comme on le lit au
» livre sixieme de Sosomene, au sujet de
» S. Benjamin, qui ne fut guéri que pour
» un tems; comme on le lit, encore dans Nicé-
» phore au Livre 11, au sujet d'un malade qui
» se disoit guéri, & comme tout le monde le
» sait de Sainte Pétronille, qui ne fut guérie
» de ses fiévres que pour un court espace de
» tems, par son parent spirituel S. Pierre ».

Delrio ajoute que lorsque les changemens dans les maladies ne sont que l'effet de l'imagination, ces sortes de cures ne durent pas long-tems. C'est ainsi que M. Mesmer explique celles de Gassner (Voy. *Mémoire sur la découverte du Magnétisme animal*) ; ajoutant qu'il n'y avoit que le tems qui pût les faire apprécier. Cependant, M. Mesmer, compatriote, contemporain, ami, détracteur & rival de Gassner, n'a encore rien fait qui approche des prodiges qu'a opérés ce Prêtre, en Allemagne, dans les maladies. Nous n'en citerons que deux exemples frappans, la guérison publique & authentique d'*Emilie*, fille d'un Officier de Maison d'un grand Prince d'Allemagne, & celle d'un François qui a été exprès à Ratisbonne pour se faire guérir, le sieur *Charlemagne*, Laboureur à Bobigny près Pantin, lequel atteste lui-même sa guérison, & tout ce qu'il a éprouvé. Avant de les rapporter, il est bon de savoir ce que c'est que ce Gassner. Voici ce que dit de lui le premier Médecin de l'Impératrice-Reine de Hongrie, feu M. de Haën, dans son Traité *de Miraculis.*

Notice sur la vie & les miracles de Gassner.

Jean-Joseph Gassner naquit, en 1727, à Braz, près de Bludentz, dans le cercle de Suabe. Il fit ses études dans les Universités de Prague & d'Ottingen. Il reçut les Ordres sacrés en 1750, & fut nommé à la Cure de Closterle, Diocèse de Coire, en 1758. Gassner nous apprend lui-même que depuis l'année

1752, il jouissoit d'une si mauvaise santé, qu'il craignoit de tomber en atrophie ou en apoplexie; qu'il eut recours aux Médecins d'Ottingen, fit beaucoup de remedes sans succès, parcourut les livres de Médecine, dans l'espérance d'y trouver quelque remede, mais en vain, & qu'il finit par être persuadé que sa maladie tenoit à quelque chose de surnaturel; enfin qu'il étoit possédé. Dans cette idée, il essaya de donner, au nom de Jesus-Christ, des ordres au diable de sortir de son corps; ce qui arriva en effet, comme il l'atteste. Il se trouva guéri, au point que pendant seize ans, il n'eut besoin d'aucun remède.

Sa guérison le mit dans le cas de s'entretenir sur l'exorcisme avec plusieurs savans Théologiens, & de consulter les Livres qui en traitent; & il resta convaincu qu'il y a un grand nombre de maladies suscitées par l'esprit malin. C'est pourquoi, après quelques essais sur les malades de sa Paroisse, il fit tant de cures, que le bruit s'en répandit dans toute la Suisse, le Tyrol & la Suabe. L'affluence des malades étoit si grande, que dans les derniers tems de son séjour à Closterle, il s'y rendoit quatre ou cinq cens malades par an. Ayant ensuite quitté cette Cure, & parcouru différens lieux, après un long séjour à Elwangen, Gassner finit par se fixer à Ratisbonne, sous la protection du Prince-Evêque de cette ville. Le concours des malades étoit si grand, qu'on prétend y en avoir vu dix mille campés sous des tentes.

Cependant, ses miracles étant admirés des uns, contestés par d'autres, Gassner & ses Partisans les soutenant par des écrits, d'autres les niant; on prit le parti de tenir un registre exact de ses cures ou de ses faits, à l'Evêché de Ratisbonne; & c'est l'extrait de ce protocole, joint à ce que dit Gassner, le tout communiqué au premier Médecin de l'Impétatrice-Reine, qui forme le précis qu'il en a donné, & que nous suivons.

D'abord Gassner se dit Exorciste, c'est-à-dire, doué de la puissance qu'il tient de l'Eglise, ainsi que tous les Ecclésiastiques de l'Ordre mineur, de guérir, non les maladies naturelles, mais celles caufées par le démon, c'eft-à-dire, les démoniaques. Voilà pourquoi il divife les maladies en deux claffes, en celles qui font *naturelles*, & en celles qui font caufées par le diable. Il prétend que ces dernieres font très-nombreufes, & fe mocque des Médecins, qui depuis leur pere Hippocrate, dit-il, jufqu'à nos jours, ont donné la pathologie naturelle des maladies. Voilà pourquoi, felon Gaffner, ils en guériffent fi peu, & que lui en guérit tant. Il avoue cependant, qu'il y en a beaucoup de *mixtes*, qui font produites en partie par la nature, & en partie par Satan; & que dans celles-ci, les Médecins guériffent ce qui eft de leur reffort, & lui, ce qui eft du fien. Il affure avoir délivré une quantité prodigieufe de vrais démoniaques, & d'autres à demi-poffédés, *circumceffi* (1). De-là vient qu'avant d'exorcifer cu-

(1) C'eft ainfi qu'il appelle ceux dont les maladies ont bien la forme des affections ordinaires, mais dont la caufe eft différente & provenant du démon, telles que des convulfions, des épilepfies, des catalepfies, des afthmes, des gouttes, des coliques, des fièvres, des paralyfies, des ankilofes, &c.

rativement, Gaffner commence toujours par un exorcifme, qu'il nomme, *probatoire* ou *d'effai* (*exorcifmus probatorius*), pour s'affurer fi la maladie eft *mixte*, *naturelle*, ou *l'œuvre du démon*. Il avoue cependant, que l'exorcifme probatoire n'eft pas toujours sûr & au point, qu'on ne puiffe y être trompé; que cela forme quelquefois un grand obftacle à la guérifon, & qu'il lui arrive fouvent, pour cette feule raifon, de ne pas guérir ces fortes de malades, quoiqu'ils aient la foi.

La foi eft la condition la plus effentielle pour la guérifon des malades. Lorfqu'elle eft forte de la part de l'Exorcifte & du patient, la cure a toujours lieu, & au feul nom de Jefus-Chrift. Si la foi manque dans le malade, la cure ne peut pas s'opérer.

Au moyen de cette foi, Gaffner ordonne à Satan de montrer la maladie, même avec beaucoup de véhémence s'il le veut. Il le force, non-feulement de manifefter ainfi le mal, mais même, fuivant fa volonté, de produire fur le même fujet, une attaque *danfante* ou *fautante* (*infultus faltatorius*), ou *riante & à éclats défordonnés*, ou *larmoyante & fanglotante*, ou *mourante*, c'est-à-dire, celle où il n'y a aucun signe de vie, & qui ne cesse que lorsque Gassner ordonne à Satan de finir. Bien plus, ce Thaumaturge a tant d'empire sur le démon, qu'il renouvelle ces scènes tant qu'il veut, & qu'il le force de répondre, mais de maniere que s'il ment, ce qui lui arrive souvent, étant pere du mensonge, Gassner le confond publiquement, & le tourmente, jusqu'à ce qu'il ait confessé la vérité. Et à ce sujet, d'après le protocole de l'Evêché, il est dit que Gassner ayant demandé, un jour publiquement, au Prince des Démons qui habitoient dans le corps d'un pauvre diable, combien ils étoient ? Celui-ci en accusa sept millions. Mais Gassner connut que c'étoit un mensonge, & le contraignit d'avouer publiquement qu'il y en avoit dix millions ; ce qui lui attira des complimens de la part de Gassner sur sa franchise, & cela en présence de tout le monde. Le même écrit porte que Gassner a contracté une si grande familiarité avec le Démon, qu'ils causent souvent ensemble, & même de choses indifférentes, & totalement étrangères à la maladie du possédé. Il a encore la faculté de communiquer aux malades son pouvoir sur le Démon, au point qu'étant délivrés de leur maladie, ils peuvent le chasser ensuite d'eux-mêmes, en cas de retour.

Il est aussi en son pouvoir de faire varier leur pouls, à volonté; de façon que, les Médecins présens, le pouls devient petit, grand, fort, foible, lent, accéléré, remittent, intermittent, pour un tems donné; enfin tel que les Médecins le demandent.

Il guérit rarement les malades au premier exorcisme. Il lui faut plusieurs heures, & quelquefois plusieurs jours.

Il est, pour l'ordinaire assis, ayant une fenêtre à gauche, un crucifix à droite, le visage tourné vers les malades & les assistans. Il porte une étole rouge à son col, ainsi qu'une chaîne d'argent, à laquelle pend une croix, dans laquelle il dit qu'il y a un morceau de la vraie Croix. Il a une ceinture noire. Tel est son appareil ordinaire. Il reste ainsi orné quelquefois toute la journée dans sa chambre. Il fait mettre le malade à genoux devant lui. Il lui demande d'abord de quel pays il est, & quelle est sa maladie ? Il l'exhorte ensuite à la foi en Jesus-Christ. Il touche la partie malade, & ordonne à la maladie de se montrer. Quelquefois il frotte ses mains à sa ceinture ou à son mouchoir, & secoue ensuite la tête des malades, ou la leur frotte rudement, ainsi que la nuque ; (si cela n'est pas plus doux que la pratique des *Saludadores* d'Espagne, du moins ce n'est pas si mal honnête). Il pose aussi très-souvent l'extrémité de sa ceinture sur les parties malades.

Si, après qu'il l'a ordonné, le Démon suscite bientôt la maladie, complétement ou en partie, Gassner l'attribue à une foi sincere. Mais si le diable n'obéit pas, ou obéit plus tard ou trop mollement, c'est une preuve que la foi manque, ou que le malade est atteint d'une maladie naturelle.

Lorsque Gassner étoit à Ellwangen, il ordonnoit à ceux qu'il venoit d'exorciser, d'aller à une pharmacie de l'endroit, y acheter ou d'une huile, ou d'un baume, ou des anneaux, fur lefquels étoit gravé le nom du Seigneur.

C'eft ainfi que ce Prêtre a opéré des guérifons miraculeufes. Mais comme les chofes les plus croyables & les mieux prouvées (telles que celles-ci) ont toujours quelques détracteurs, Gaffner eut à combattre un furieux adverfaire dans la perfonne de Ferdinand Stertzinger de Munich, de l'Ordre des Théatins, qui l'attaqua directement dans un Mémoire, & prétendit qu'il étoit un impofteur; que le diable ou les diables, s'il y en a, n'ont aucun pouvoir fur l'homme, aucun commerce avec lui, & que toutes ces hiftoires qu'on débite fur les démons, font autant de contes abfurdes & puériles. Gaffner lui fit prouver par le diable lui-même, dans une féance publique, qu'il en avoit menti; que les Prêtres de Munich étoient des énergumènes & des impofteurs, & qu'il n'y en avoit aucun qui fût en état de faire ce qu'il faifoit.

Ce qui avoit donné lieu à cette rixe entre

ces deux Prêtres, étoit l'aventure de la fille d'un Peintre de Munich, âgée de seize ans, contrefaisant la démoniaque. Un Pere Capucin, qui exorcisoit aussi dans ce canton, prétendoit avoir chassé l'esprit immonde du corps de cette Demoiselle; en donnoit pour preuve cinq taches noires & ineffaçables que le Diable avoit laissées en partant sur la muraille, au-dessus de la porte de la maison de cette personne. Sterzinger prouva que ces taches avoient été faites par un homme, qu'elles n'étoient point ineffaçables, & le démontra publiquement. Le Juge du lieu fit mettre la Demoiselle en prison pour un an. Elle y avoua qu'elle étoit hystérique, & qu'elle n'avoit jamais été possédée d'autre démon que de celui de sa matrice. Lorsque la réputation de Gassner parvint jusqu'à Munich, cette Demoiselle soutint qu'elle étoit démoniaque, & recommença son rôle. Elle alla trouver Gassner, qui l'emmena à Ellwangen, disant par-tout qu'elle étoit possédée depuis six ans; que ceux qui avoient prétendu le contraire, étoient coupables, & qu'il feroit sortir le diable du corps de cette perſonne, par le bout du pied droit; ce qu'il fit en effet. Il fit plus; il offrit de prouver publiquement l'ignorance de ceux qui avoient prétendu que cette perſonne n'étoit pas poſſédée; & ayant interpellé le Démon, il lui fit dire ce qu'on a vu plus haut.

Toutes ces ſcènes ſcandaleuſes & déshonorantes pour l'humanité, avoient été précédées par d'autres de même nature, à Ellwangen, qui avoient aſſuré la réputation de Gaſſner. Pour prouver qu'il n'en impoſoit pas, il parloit latin aux malades qui n'entendoient pas cette langue. Mais le diable, à qui il adreſſoit la parole, & qui l'entendoit, obéiſſoit toujours, & le malade étoit guéri. Parmi ces cures, il n'y en a pas, ſans doute, de plus remarquable, que celle d'Emilie. Elle eſt rapportée, avec détail, dans un écrit qui a paru à Schillingsfurt, en 1775 (1), & ſe trouve at-

---

(1) Procès-verbal des opérations merveilleuſes ſuivies de guériſon qui ſe ſont faites en vertu du ſacré Nom de Jéſus, par le miniſtere du ſieur Gaſſner, Prêtre ſéculier & Conſeiller Eccléſiaſtique de Son Alteſſe le Prince Evêque de Ratiſteſtée

testée par plusieurs témoins oculaires qui ont signé. Voici son histoire.

Histoire de la guérison authentique & miraculeuse d'Émilie (1), *exorcisée par* Gassner.

Émilie, âgée de dix-neuf ans, étoit tourmentée depuis deux ans & demi, de convulsions de telle force que leurs accès duroient souvent six heures entieres, & qu'elles se répétoient en d'autres tems plus de huit fois dans la journée. Vingt-six mois écoulés, son pere l'envoya à Strasbourg, & la laissa entre les mains d'un Docteur en Médecine qui lui donna une certaine poudre, & fit usage du *bois de garou*, autrement dit le *sain-bois*,

---

bonne & d'Ellwangen. A Schillingsfurt, chez Germain-Daniel Lobegots, Imprimeur de la Cour de S. A. S. Mgr le Prince régnant de Hollenlokt & de Waldembourg, 1775.

(1) C'est dommage qu'on ait tu le nom de famille de cette intéressante Émilie. Toutes les circonstances de cet événement étoient précieuses. On voit seulement qu'elle étoit la fille d'un Officier de maison, & qu'elle avoit été gardée à vue par des personnes de considération qui s'intéressoient à sa guérison, & qui se rendirent chez Gassner pour en être témoins.

O

qu'il lui appliqua fur les deux bras, moyennant quoi les accès difparurent pendant feize mois, & elle fe porta affez bien, à la réferve de fréquens maux de tête & d'eftomac, de quelques douleurs aux pieds, & de l'abattement dans l'efprit dont elle étoit inquiète. C'eft ainfi qu'elle, fon pere, homme d'honneur, & d'autres perfonnes qui l'ont fuivie, le certifient.

Elle fe mit en marche pour Ellwangen, éloigné de 50 lieues de fon domicile. Durant tout le voyage, elle étoit faine & gaie; & après fon arrivée, elle vit, pendant deux journées entieres, fans laiffer paroître aucune émotion, les exorcifmes du Pere Gaffner, qui lui étoit alors parfaitement inconnu. A la fin, il lui prit envie de lui parler, & eut avec lui une entrevue, le 21 Avril 1775, à trois heures après midi, en préfence de quatre perfonnes, compagnons du voyage. Elle lui raconta tout ce qu'on vient de rapporter, obfervant que le Médecin de Strasbourg l'avoit guérie. M. Gaffner protefta contre cette guérifon prétendue, foutenant que la maladie fubfif-

toit encore en elle; quoique cachée, &
qu'il la feroit paroître inceffamment moyennant fes exorcifmes. Là-deffus, après lui avoir
fait un difcours fur la confiance qu'elle devoit
mettre au Saint Nom de Jéfus; il commença
fon exorcifme en langue Allemande. Il ordonna à la maladie de fe montrer au bras
droit, au bras gauche, au pied droit, au
pied gauche, dans tout le corps; & tout
arriva comme il l'avoit ordonné. M. Gaffner
lui ordonna là-deffus de pouffer des cris;
de tourner les yeux, d'être atteinte du plus
haut paroxifme de la maladie. La malade fe
tortilla, durant une minute, fi fortement
qu'un homme auroit pu paffer fous l'arc que
formoit fon dos; elle leva les mains vers les
perfonnes qui étoient les plus près d'elle, &
faifit le jufte-au-corps de fon Excellence M. le
Baron de Trockau. Il ne put fe débarraffer
d'elle que quand M. Gaffner lui adreffa
le mot, *ceffet*. Tous ces exorcifmes fe firent comme il étoit ordonné, fans qu'elle
en reffentit de douleurs. A la fin, il ordonna
que la malade s'appaifât; elle fe leva, fourit

& assura se trouver entiérement soulagée. M. Gassner souhaita que la guérison se fît publiquement ; & comme elle ne voulut pas s'y soumettre, après quelques remontrances, elle se rendit, & l'on convint de choisir pour cet effet, une société de vingt personnes. On prit, pour assister aux opérations, vers les huit heures du soir, M. Bollinger, Chirurgien du pays, & deux Médecins demeurant à Ellwangen. Sur ces entrefaites, M. Gassner s'absenta, & continua dans la chambre voisine, ses autres exorcismes sans dire un mot à Émilie, qui ne quitta pas un moment les personnes qui ont signé le présent Mémoire.

A huit heures, les personnes choisies se réunirent avec le Chirurgien-Accoucheur, M. Bollinger, qui venoit de la part de M. le Baron de Kuveringen, Commissaire du Prince d'Ellwangen ; les deux Médecins n'ayant pu y assister, à cause de leurs occupations. M. Gassner fit un discours, où il recommanda à Émilie d'avoir confiance en Dieu & en Jésus-Christ, & exalta la puissance de Dieu sur le diable ; ajoutant que cette puissance divine feroit la feule caufe de fa guérifon future. Il demanda à Emilie fi elle fouhaitoit paffer par les épreuves fans reffentir de douleurs, ou en en reffentant. Elle demanda que le commencement fe fît avec douleur, & la continuation fans douleur. M. Gaffner la fit affeoir fur une chaife vis-à-vis de lui. Elle raconta de fang-froid, en témoignant fa confiance en Dieu, l'état de fa maladie, particuliérement la cure qu'elle avoit fubie à Strasbourg. M. Gaffner pria le Chirurgien de lui tâter le pouls; le Chirurgien le trouva comme dans l'état de fanté ; & fans que les perfonnes préfentes euffent demandé à M. Gaffner de faire fes exorcifmes en latin, il choifit cette langue inconnue à Emilie, & lui adreffa les paroles fuivantes : *Præcipio tibi, in nomine Jefu, ut minifter Chrifti & Ecclefiæ, veniat agitatio brachiorum quam antecedenter habuifti*; elle commença à trembler des mains. M. Gaffner continua : *Agitentur brachia & manus tali paroxifmo qualem antecedenter habuifti*; Emilie retomba vers la chaife, & toute défaillante, elle tendit les deux bras. M. Gaffner dit : *ceffet paroxifmus* ; foudain elle se leva de la chaise, & parut saine & de bonne humeur. M. Gassner ordonna : *paroxismus veniat iterum vehementius, ut antè fuit & quidem per totum corpus* ; l'accès recommença ; le Chirurgien lui tâta le pouls, & le trouva accéléré & intermittent. Les pieds se levèrent jusqu'à la hauteur de la table ; les doigts & les bras se roidirent ; tous les muscles & tendons se retirèrent ; de façon que deux hommes forts se trouverent hors d'état de pouvoir lui plier les bras, disant qu'il étoit plus facile de les rompre que de les plier. Les yeux étoient ouverts, mais contournés, & la tête si lourde qu'on ne pouvoit pas la remuer sans remuer tout le corps. Aux mots, *cesset paroxismus in momento*, Emilie reprit sa santé, sa bonne humeur, & répondit à la demande comment elle se trouvoit ? Les *autres pleurent, je ne pleure point ;* & à celle : si elle avoit souffert beaucoup de douleurs ? Elle répondit qu'au commencement elle en avoit éprouvé, mais qu'ensuite elles avoient cessé ; ce qui se trouvoit conforme aux commandemens de M.

Gaffner. Sur cela, M. Gaffner commença de nouveau : *veniat morbus fine dolore, cum fummâ agitatione per totum corpus* ; à la prononciation du mot *corpus*, la maladie recommença : les pieds, les bras, le col, tout devint roide. M. Gaffner dit alors, *ceffet* ; Emilie se rétablit, & convint n'avoir reffenti aucune douleur. M. Gaffner continua : *veniat paroxifmus cum doloribus, in nomine Jefus moveatur totum corpus* ; le corps retomba & devint roide. Sur les paroles : *tollantur pedes*, elle pouffa fi fortement contre la table, qu'elle renverfa une image de laiton de la hauteur d'un demi-pied qui étoit deffus ; & fur les mots *redeat ad fe*, elle reprit fa fanté, en confeffant avoir reffenti les plus vives douleurs dans l'eftomac, le bras & le pied gauche. Le Chirurgien qui lui avoit tâté le pouls pendant l'accès, le trouva accéléré & intermittent. M. Gaffner ordonna : *veniat maxifmus tremor in totum corpus, fine doloribus* ; les yeux fe fermèrent, la tête retomba en s'agitant fortement. M. Gaffner dit enfuite, *veniat ad brachia* ; les bras tremblèrent ;

ensuite : *ad pedes veniat ;* les pieds s'en ressentirent ; puis, *tremat ista creatura in toto corpore ;* ce qui se fit. M. Gassner continua en disant : *habeat angustias circa cor*; Emilie leva les épaules & tendit les bras, tourna les yeux à faire peur, tordit la bouche, & le col étoit tout enflé. Sur ces paroles : *redeat ad statum priorem*, tous les symptômes disparurent. M. Gassner dit : *paroxismus sit in ore, in oculis, in fronte ;* elle retomba à la renverse sur la chaise ; les convulsions s'emparèrent de la bouche, les mouvemens des yeux firent peur ; elle fut rétablie parfaitement. M. Gassner dit de nouveau, *adsit paroxismus morientis ;* elle retomba sur la chaise en fermant les yeux. M. Gassner dit ensuite, *aperti sint oculi & fixi ;* les yeux s'ouvrirent & restèrent fixes. M. Gassner continua, *paroxismus afficiat nares ;* le nez se remua, se retroussa, & les narines se tournèrent de côté & d'autre, la bouche se courba & resta ouverte pendant quelque tems. M. Gassner dit encore : *sit quasi mortua* ; le visage eut la pâleur des morts, la bouche s'ouvrit prodigieusement, le nez s'allongea, les yeux furent contournés & éteints; on entendit un râlement; la tête & le col devinrent si roides que les hommes les plus forts ne pouvoient les séparer de la chaise sur laquelle elle étoit inclinée; le pouls qui se trouvoit auparavant accéléré, battit lentement, & à la fin le Chirurgien le sentit à peine. M. Gaffner dit alors, *modò iterùm redeat ad se, ad flatum sanum;* foudain elle reprit ses sens, & commença à rire. M. Gaffner dit: *pulsus adsit ordinarius, sit modo lenis, sit intermittens;* tout se trouva conforme à ce qu'il voulut.

M. HUBERTHI, Profeffeur de Mathématiques, fouhaita que le pouls fût intermittent à la feconde pulfation; après il fouhaita qu'il le fut à la troifieme; enfuite, qu'il fit des fauts, *sit caprizans;* le Chirurgien le trouva tel après que M. Gaffner l'eut ordonné. A la fin, M. Huberthi demanda à M. Gaffner de faire enfler le *musculus masseter;* M. Gaffner qui ne comprit pas ce mot, le prononça *meffater;* à la fin, on lui fit répéter bien, *infletur musculus masseter;* M. Bollinger fentit un gonflement du côté gauche; le Professeur ne sentit rien de pareil du côté droit. On lui fit observer que le mot étoit prononcé au singulier, & ne pouvoit regarder qu'un seul muscle; M. Gassner répéta: *inflentur musculi masseteres*, alors on vit les mouvemens des deux côtés. Le Professeur examina si cet effet ne provenoit pas d'un souffle forcé; mais il s'apperçut que cette cause n'existoit pas, & trouva les muscles beaucoup plus durs qu'on n'auroit pu les endurcir par le souffle. M. Gassner ordonna, en langue Allemande, que le bras droit fut immobile; il dit à Emilie de lever le bras; mais elle ne put pas le remuer; & comme on fit l'objection à M. Gassner qu'Emilie n'ayant pas l'usage de ses sens, ne l'avoit pas compris, il lui ordonna: *ut habeat usum rationis*; mais elle ne pouvoit pas plus remuer le bras qu'auparavant, quoiqu'elle se donnât beaucoup de peine pour cet effet.

M. Gassner ordonna que l'apoplexie la saisit de tout le côté gauche & de la langue; elle tomba en arriere, la bouche ouverte &

Animal. 219

la langue immobile; il ordonna que l'aploplexie s'emparât de tout le corps, aux yeux, à la tête, aux bras & aux pieds. Après l'avoir fait revenir, il lui dit : *irascatur mihi, etiam verberando me;* elle tendit le bras vers lui toute en colere & le poussa fortement. M. Gassner lui dit : *sit irata omnibus præsentibus;* elle parut irritée contre tous ceux qui étoient présens. M. Gassner continua en disant : *surgat de sellâ & aufugiat*; après une petite pause, elle se leva de la chaise, & alla vers la porte, puis s'en éloigna. M. Gassner dans l'éloignement de treize pieds & demi, lui dit : *fugiat per januam*; elle reprit le chemin de la porte, & mit la main sur la serrure pour l'ouvrir. M. Gassner cria, *redeat*; elle retourna & voulut se mettre sur une autre chaise que celle où elle avoit été auparavant. Sur quoi M. Gassner lui dit : *redeat ad sellam priorem ubi antè fuit, & sedeat;* elle se remit sur la premiere chaise; quelques personnes présentes lui demandèrent comment elle se trouvoit? Elle ne leur répondit rien, jusqu'à ce que M. Gassner lui dit : *redeat ad se & habeat usum rationis*; elle leur répondit alors, & témoignoit ignorer si elle s'étoit levée de sa chaise. M. Gassner recommença : *habeat paroxismum cùm clamore, præcipio in nomine Jesu, sed sine dolore;* elle soupira, remua la tête & poussa quelques gémissemens. M. Gassner lui dit encore : *clamor sit fortis* ; le gémissement fut plus fort, & le corps trembla. M. Gassner continua, *habeat paroxismum gemens* ; elle soupira & parut triste. M. Gassner : *habeat dolores in ventre & stomacho;* elle parut toute foible, les bras lui tomberent ; elle mit la main droite sur son estomac, soupira, gémit, & poussa des rots. M. Gassner ordonna : *dolores veniant in caput*; elle porta la main au front, & le pressa. M. Gassner ordonna : *habeat dolores in illo pede in quo anteà* ; elle se retourna de côté & d'autre, parut ressentir des douleurs, remua le pied gauche & soupira. M. Gassner lui dit : *sit melancholica, tristissima, fleat* ; elle sanglotta, les pleurs tombèrent de ses deux yeux ; un assistant priant M. Gassner en latin de la faire rire, il dit *mox rideat* ; elle rit tout de suite, & continua de rire, de façon que les personnes les plus éloignées pouvoient l'entendre. M. Gassner dit encore: *cessent dolores omnes, & fit in optimo statu sanitatis;* elle revint & sourit. M. Gassner reprit: *omnis lassitudo discedat ex toto corpore, fit omnis omninò sana;* elle se leva, & fut de fort bonne humeur.

Sur cela, M. Gassner lui recommanda d'avoir la confiance nécessaire, moyennant laquelle elle seroit en état de se guérir elle-même. Il ordonna à l'accès de saisir le bras droit; elle trembla de ce bras; & étant exhortée à se guérir elle-même, le tremblement cessa. M. Gassner ordonna à la bouche de s'ouvrir & de pousser des rots, ce qui arriva; la malade se guérit elle-même. M. Gassner lui fit venir des douleurs au dos; elle y porta la main, & étant conseillée de faire cesser elle-même les douleurs, les douleurs cessèrent comme elle l'assura. M. Gassner fit venir des maux de tête, des maux aux pieds, des convulsions; elle se guérit elle-même. M. Gassner: *nihil modo audiat.* Il lui demanda son nom; il n'eut point de réponse. M. Gassner lui dit, *audiat iterum* à la demande, comment elle s'appeloit, elle lui dit son nom de baptême. M. Gassner ordonna : *apertis oculis nihil videat*; à sa demande sur ce qu'elle voyoit, elle répondit : *je vois des chandelles*. M. Gassner lui ordonna : *apertis oculis nihil omninò videat*; les yeux étoient ouverts; & à la demande sur ce qu'elle voyoit, elle répondit : *je ne vois rien*. M. Gassner continua : *præcipio in nomine Jesu, ut non possis loqui*. Il lui demanda comme elle s'appelloit ? elle dit son nom de baptême, ce qui arriva aussi à la seconde demande; & à la troisieme, elle ne répondit rien. M. Gassner lui dit encore : *loquatur in nomine Jesu, & habeat usum rationis*. Il lui demanda son nom, elle lui dit son nom de famille. M. Gassner ordonna : *perdat usum rationis*; elle ferma les yeux, & ne répondit rien à sa demande. M. Gassner continua : *habeat usum rationis*; elle revint à la raison. M. Gassner lui recommanda fortement de résister aux accès qui vouloient la surprendre, dans l'instant même de la surprise, en leur ordonnant de s'éloigner. Sur cela, il lui dit, *perdat usum rationis in nomine Jesu*; ce précepte ne fit point d'effet, quoique répété à deux reprises. M. Gassner demanda si elle étoit bien gaie ? Elle répondit en souriant, oui. M. Gassner lui dit *sit tristis*; elle paroissoit triste. M. Gassner continua : *extrema luctus gaudia occupent*; elle rit. Ensuite, *fiat melancholica*; elle haussa les épaules, & sa sérénité disparut. Il lui cria de se guérir elle-même; elle sourit & reprit sa santé. M. Gassner appella le plus haut degré de la maladie ; elle eut une forte envie de vomir. Après avoir été excitée de se guérir elle-même, elle cessa. On lui demanda si elle étoit sujette aux vomissemens ? Elle dit que oui.

A la fin, il fit sur elle l'exorcisme de guérison, & lui donna une instruction sur la maniere dont elle devoit s'y prendre pour se guérir elle-même dorénavant. Il lui demanda si elle avoit encore à se plaindre de quelqu'autre chose ? Elle dit qu'autrefois elle étoit fort inquiétée de la toux. M. Gassner appella la toux ; elle parut & disparut à ses ordres. M. Gassner répéta l'exorcisme de guérison,

& quitta la malade, vers dix heures & un quart, en atteftant envers les fpectateurs étonnés de ce qu'ils avoient vu, que tout ce qui s'étoit paffé, provenoit uniquement de Dieu, tendant à le glorifier, & à confirmer la vérité de l'Evangile.

Tout ce qui eft dit ci-deffus s'eft paffé en préfence de ceux qui ont fouffigné le préfent Mémoire, qui le certifient vrai; ajoutant que M. Gaffner, pendant toute la durée de fon exorcifme, n'a touché Emilie en aucune maniere.

Signés OTTON-PHILIPPE GROS DE TROCKAU, *Decanus Herbipolenfis & Canonicus Capitularis Bambergenfis, Præpofitus ad S. Stephanum, ibidem* (L. S.)

SÉHENCK DE STAUFFEMBERG, *Ecclefiæ Catholicæ Virceburg, & Auguftanæ Canonicus Capitularis.* (L. S.)

CHARLES-JOSEPH BARON KNIRINGEN, Confeiller Intime de S. A. E. de Mayence, & de S. A. le Prince d'Ellwang, & grand Veneur. (L. S.)

JOH. HEN. BAUM, *Scholaft. ad S. Andr. Wormatiæ.*   P.

P. REINHARDUS PICRET, *Minorita Conventualis S. Scripturæ Lector & Pænitentiarius Ecclefiæ Cath. Vurteb.* (L. S.)

DE MAUBUISSON, Conseiller de la Régence de S. A. S. E. Palatine. (L. S.)

FR. HUBERTHI, *Mathef. Prof. P. & O. in Univ. Wurzbr.*

DE LA MÈZAN, Conseiller de la Régence de S. A. S. E. Palatine. (L. S.)

J. NOBLE DE SARTORI, Conseiller de la Cour & de la Régence de S. A. le Prince d'Ellwang.

A. DE SCHMIDLEIN, Conseiller de la Chambre de S. A. le Prince Evêque de Wurzbourg, Registrateur du Chapitre & Conseiller de la Ville.

CHRISOSTÔME STALHOFFER, *Parochus in Forst ferr. ac Potentiff. Electoris Palatini Conf. Ecclef.*

JACQUES BOLLINGER, Chirurgien du Contingent, & Accoucheur du pays d'Ellwang.

On voit par cet exposé, qu'il n'y a rien de

P

plus vrai & de mieux prouvé, que Gaſſner ait chaſſé le diable du corps d'Emilie, en l'exorciſant en latin, qu'elle a entendu par le miniſtère du Démon, lequel a fait les réponſes pour elle; & qu'on ne peut pas conteſter un fait auſſi autentique. Toutes ces cures diaboliques ſe ſeroient multipliées conſidérablement, ſi l'Empereur qui ne les aime pas, n'y eut mis ordre, en faiſant enfermer ce Gaſſner dans une Communauté de Prêtres, à Pondorf, près de Ratisbonne. C'eſt-là où le ſieur Charlemagne a été le trouver en 1776, pour ſe faire guérir. Il falloit une permiſſion expreſſe pour lui parler; il l'obtint. Il nous dit qu'il fut touché & guéri, quoiqu'il n'eut pas le diable au corps, ce qu'il eſt prêt à ſigner de ſon ſang. Voici ſon rapport.

Certificat du ſieur Charlemagne, Laboureur, à Bobigny, ſur la cure extraordinaire de ſa maladie, opérée par Gaſſner, en 1776, à Pondorf, en Allemagne.

Je tombai malade au mois de Juillet 1775; en deux jours je fus attaqué d'une douleur ſciatique qui me priva de l'ufage de mes jambes. La fièvre ne me quitta point pendant cent jours. Au bout du cinquieme mois, l'on m'ouvrit des dépôts aux jambes, aux cuiffes, aux bras. Je reftai dix mois dans mon lit, fans pouvoir marcher. On me parla avec tant de fermeté du P. Gaffner, que je formai la réfolution d'aller le trouver. Craignant que ma famille ne s'oppofât à un voyage auffi long & auffi pénible, j'allai trouver M. Adet, Docteur en Médecine, dont les fages lumieres me retirèrent du danger. Je lui dis que je ferois charmé d'aller prendre les eaux de Bourbonne-lès-Bains. Il y confentit. J'arrivai à Bourbonne-lès-Bains; j'y reftai trois jours; l'on me fit trois douches. Les eaux, au lieu de m'être falutaires, me devinrent préjudiciables. Je fus attaqué d'un mal de gorge qui me caufa beaucoup de mal. Je pris la réfolution d'exécuter mon projet; je partis; je courus la pofte jour & nuit. Arrivé à Strasbourg, je logeai à la ville de Lyon. L'hôte, homme très-honnête, me plaignit beaucoup fur ma fituation. Il me demanda fi je n'allois point trouver le P. Gaffner. Je lui dis que je venois pour le voir. Il me dit : « Si » vous avez de la confiance, vous guérirez ».

J'arrivai à Ratisbonne. Je logeai au Miroir, hôtellerie où logent les Français. Elle eft fituée en face des moulins qui font fur le Danube. J'envoyai chercher la permiffion chez le Prince Évêque de Ratisbonne. Je partis le lendemain, & je me rendis à Pondorf,

Il faut paſſer le Danube. En arrivant chez le Pere Gaſſner, l'on me deſcendit de la voiture. Je lui remis ma permiſſion; l'on me porta dans ſa chambre. Mes jambes étoient pour ainſi dire, retirées ſous mes cuiſſes, & très-enflées, par l'attitude d'avoir été dans ma chaiſe. Une de mes plaies étoit encore ouverte à la jambe droite. Ce digne & reſpectable Prêtre vint me trouver au bout d'un quart-d'heure. Il me demanda ſi je voulois être guéri. Je lui dis que oui. Auſſi-tôt, il prononça ce précepte: *Au nom de notre Seigneur Jeſus-Chriſt, que le mal ceſſe! Levez-vous, marchez, mon ami!* Animé d'une ſainte confiance, j'éprouvai un changement que je ne puis exprimer. Quelque choſe de ſurnaturel s'opere en moi; mes jambes ſe déſenflent, s'étendent; je me leve & je marche quelques pas dans ſa chambre. Il m'ordonna de me remettre ſur ma chaiſe. Il mit ſon étole, me fit deux autres exorciſmes, & je marchai avec plus de courage & de facilité. Il me demanda, pour me faire ſentir qu'il n'entroit dans ma guériſon que le nom de Dieu, ſi je voulois que le mal revînt dans ſon même état. Je lui dis que je le voulois bien. Il ordonna à mon domeſtique de mettre ſes deux mains ſous mon genou; & malgré la réſiſtance qu'employoit mon domeſtique, mes jambes ſe retirerent. Il ordonna qu'elles s'étendiſſent. A ſa parole, elles s'étendirent dans la ſituation de la guériſon premiere? Il me demanda ſi je n'étois point ſujet à d'autres douleurs ? Je lui dis que depuis six ans, j'étois sujet à un mal de tête qui prenoit proche la dure-mere. Il ordonna que le mal de tête me prît. Aussi-tôt je devins violet, & la douleur fut plus violente qu'auparavant. Il ordonna qu'elle cessât. Elle disparut à son ordre. Ma jambe droite couloit encore ; elle cessa dans l'instant. Depuis ce tems, je me porte très-bien. Je rends gloire à l'Etre Suprême, & je remercierai toute ma vie M. Gassner. J'atteste & je certifierai de mon sang le fait que j'avance, comme vrai & certain, ayant éprouvé tout ce que je dis dans cette déclaration. Il seroit à souhaiter que l'on ne fût point incrédule : l'on verroit des faits qui surpassent notre propre raisonnement ; mais l'on seroit assuré par la réussite. *Signé* CHARLEMAGNE, Cultivateur à Bobigny près de Pantin, le 5 Juin 1778.

On voit, par ce rapport, que les prodiges qu'a fait Gassner, sont bien au-dessus de tous ceux de M. Mesmer. Celui ci nous a dit, quelque part, (c'est à l'occasion de son sixieme sens, à la faveur duquel il voit à travers les murailles), que ces sortes de faits ne se raisonnent pas, ne se définissent pas ; qu'ils se sentent, & que cela doit suffire. Ainsi, quelqu'un auroit mauvaise grace aujourd'hui de raisonner, de demander, si Charlemagne étoit malade de corps ou d'esprit? Un malade peut-il faire deux ou trois cens lieues sans en être incommodé? Le seul changement d'air ne peut-il pas remédier à une indisposition qu'on peut porter si loin? Avoit-il une maladie naturelle ou surnaturelle? Gassner ne guérit, de son propre aveu, que de celles-ci; il laisse les autres aux Médecins, & convient qu'elles ne sont, ni de son ressort, ni guérissables par ses exorcismes. Quelqu'un est donc menteur; ou le sieur Charlemagne avoit le diable au corps sans le sçavoir. Du reste, toutes ces guérisons opérées par Gassner, ne doivent pas surprendre, depuis qu'on sait qu'il a fait parler latin à un cheval, à Ratisbonne; fait auquel il ne manque pour sa pragmatique sanction, que d'être signé par des Messieurs de la même espèce.

Il ne nous reste plus, pour achever le tableau des merveilles des convulsions qui s'opèrent aujourd'hui par l'effet de l'imagination ou du fanatisme, à Paris & aux environs, qu'à indiquer la source d'où elles dérivent. Leur progression a été suivie par l'Auteur des *Réflexions sur la divinité de l'œuvre des convulsions*, qui dit, dans son Recueil des Miracles opérés par le Diacre François Pâris, que toutes ces convulsions ont commencé au tombeau de ce Saint, d'où elles se sont étendues par-tout.

« Dans les commencemens, dit-il, on n'avoit des
» convulsions que sur la tombe même du Saint
» Diacre, & aussi-tôt qu'on enlevoit M. de Becherand & les autres de dessus cette tombe, leurs
» convulsions cessoient au même instant. Ensuite,
» on commença à avoir des convulsions autour
» de la tombe, puis sous le charnier, ensuite dans
» le grand Cimetiere de S. Médard, ensuite dans
» l'Eglise; ensuite, dès que les malades étoient
» entrés, sur le territoire de S. Médard; ensuite dans
» des chambres particulieres, en invoquant le S. Diacre, ou en touchant de ses reliques, ou en buvant
» de l'eau de son puits, ou de l'eau mêlée avec
» de la terre de son tombeau.... Cette progression
» imperceptible des convulsions, fait qu'on regarde
» avec raison, toutes les convulsions d'aujourd'hui
» indifféremment, celles même qui n'ont commencé
» qu'en Province, comme tirant leur origine du
» tombeau du S. Diacre; parce qu'il est impossible
» de fixer aucun tems où elles ayent commencé

» d'en être séparées, & de ne plus tenir à ce tom-
» beau ». (Voy. p. 30-31).

Il nous paroît que cet Auteur s'est un peu trop avancé, & que ce qu'il dit sur les convulsions ne convient qu'à celles qui ont été antérieures à l'époque de 1743. Celles d'aujourd'hui partent toutes du baquet de M. Mesmer. On en envoie en province avec autant de facilité qu'une lettre. Il suffit de prendre l'air, l'eau, ou le sable, ou le grès contenus dans le baquet, & de les mettre dans une bouteille. Tous ces corps ont beaucoup plus de pouvoir que l'eau du puits de Saint Médard. Ce n'est qu'une imitation. *O imitatores, servum pecus! O miseranda progenies!*

Résumé des faits précédens.

Que prouvent les faits précédens ? Que quiconque est fortement atteint de l'*amour du merveilleux*, maladie très-fréquente parmi les hommes, est soumis à une puissance impérieuse, irrésistible, dont la force se mesure toujours par l'ignorance, & à l'impulsion de laquelle l'homme est tellement subordonné que, dans quelques circonstances, il devient complettement aveugle, est persuadé de voir ce qu'il ne voit pas, de sentir ce qu'il ne sent pas. C'est un amoureux qui voit dans une personne, d'une figure ordinaire & pleine de défauts, une divinité & la réunion de toutes les vertus; c'est Don Quichotte qui prend des moulins à vent pour des géants, les auberges pour des châteaux, les filles de cabaret pour des princesses, & les troupeaux de moutons pour des armées. On dira: c'est une folie: oui; mais il n'y a rien de si commun que ces folies.

Lorsque cet enthousiasme, ce délire a pour objet la gloire, la vérité, l'amour du bien public, il peut produire de grands hommes: tels ont été Homere, Platon, Lycurgue, Lucrèce, Caton, César, Lucain, qui furent tous dans un délire de gloire, d'amour de vérité, ou de bien public. Lorsque ce délire n'a d'autre objet qu'un intérêt sordide & particulier, il ne produit que des fourbes, des imposteurs, des charlatans, & des dupes: tels ont été Apollonius de Thyane, Simon le magicien, quelques chefs de secte, & les charlatans de toute espèce. Parmi ces charlatans, les plus à craindre, les plus odieux sont ceux qui s'opposent, par des erreurs qu'ils accréditent, à la découverte, à l'emploi des vrais secours dans les maladies, & qui nourrissent une illusion qui peut devenir funeste. Tel est le cas des Thaumaturges modernes.

Une personne qui a le malheur d'être malade, ou d'avoir une disposition aux maladies, a non-seulement cette aptitude aux illusions qu'elle partage avec le reste des hommes, mais encore une foiblesse de plus par sa constitution, qui la rend plus susceptible des effets du prestige & plus propre à être plutôt & plus complettement dupe. L'abus de cette foiblesse naturelle est un crime, par la raison que tout abus de foiblesse ou de confiance en est un. Ainsi, l'être le plus à plaindre & le plus respectable, en même tems, est celui qui joint à la foiblesse de l'esprit humain, celle du corps ou de sa constitution ; & l'être le plus misérable est celui qui en abuse. Plus cet être a besoin de secours & d'être prémuni contre les atteintes de l'illusion, plus celui qui l'induit en erreur, encourt l'indignation publique. Parmi les maladies, celles qui sont les plus propres à favoriser les opérations du charlatanisme, sont les maladies des nerfs, sur-tout chez les femmes, spécialement l'hystéricie.

Quiconque n'est pas Médecin pourroit croire qu'une femme, par exemple, qui en est attaquée, est à-peu-près comme un autre malade, c'est-à-dire, qu'il y a fièvre, abbatement, enfin tous les symptômes d'une maladie grave & réelle; il n'en est rien. C'est une apparence de toutes les maladies sans en être une; un vrai prothée qui prend toutes les formes; une alternative quelquefoi très-rapide de sensations opposées, de mouvemens tumultueux, & tranquilles. Aux douleurs dont elles se plaignent, aux mouvemens convulsifs qu'elles éprouvent, on croiroit que c'est le dernier moment de la vie; on est étonné de les voir, l'instant après, rire, pleurer ou chanter. Il paroît même que les nerfs destinés aux mouvemens dépendans de la volonté, sont si étroitement liés avec ceux qui n'en dépendent pas, que l'action des uns sur les autres est réciproque. Du moins, est-il certain que, dans quelques circonstances, une affection de ce genre, qui n'étoit d'abord que simulée, finit par devenir réelle, & que la vue d'un accès de cette sorte de convulsions peut en faire naître une autre, de même nature, sur une personne qui en est témoin. C'est ce que l'aveu de certaines femmes & l'observation ont appris. Indépendamment du penchant naturel ou de la disposition que tous les hommes ont d'imiter leurs semblables, dans les attitudes, dans les mouvemens, dans les manieres, dans le bâillement, &c, disposition très-forte chez les femmes, il y a une autre circonstance qui rend les mouvemens convulsifs très-fréquens chez elles ; c'est la manie qu'elles ont presque toutes de les jouer, ou du moins le pouvoir de les déterminer à volonté ; soit par l'effet de leur constitution naturelle, soit qu'ils servent d'excuse à leurs caprices, aux contrariétés qu'elles éprouvent, ou de voile à quelque passion secrète ;

Animal. 237

soit enfin qu'elles intéressent, qu'elles captivent alors beaucoup plus tout ce qui les environne. On conçoit combien cette manie, de la part des femmes, est propre à favoriser le manége des Charlatans. Aussi, ne manquent-ils jamais de trouver dans ce sexe des sujets qui s'offrent même & qui se prêtent à leur jeu, sur-tout lorsque leur intérêt s'y trouve. Alors, ces êtres sont non-seulement aussi parfaitement d'accord avec le Charlatan, que l'étoit Emilie avec Gassner, la fille du Peintre de Munich avec le Capucin, la petite Marguerite avec Mesmer ; mais elles semblent même partager l'honneur de la réussite. On diroit qu'elles sont plus intéressées que le Charlatan même à faire réussir le prestige ; tant certaines femmes prennent plaisir à tromper. Voilà pourquoi, ce sont presque toujours des femmes qu'on emploie à ces sortes de jeux.

C'est cette manie de jouer les convulsions jointe à la facilité de les imiter, qui a donné lieu à presque tous les miracles observés sur la tombe de Pâris ; à ce jeu convulsif observé, il y a quelques années, à S. Roch, parmi de jeunes personnes du sexe; à celui qu'on a remarqué pendant si long-tems à la Sainte-Chapelle de Paris, dans la nuit du jeudi au vendredi-saint; à ces épidémies, prétendues convulsives, observées dans les campagnes, dans les hôpitaux, en France, en Allemagne, en Hollande, où Boerrhaave les suspendoit en faisant présenter un fer rouge à la plante du pied; où M. de Haën les faisoit cesser souvent tout-à-coup, en faisant jetter de grands sceaux d'eau sur le corps, ou avec le fouet. C'est enfin cette même manie qui a fait naître tant de crises à commandement, chez M. Mesmer, à la petite Marguerite, à la vue d'un cadran, au premier mouvement de la baguette, mais qui n'a été ni inondée, ni fouettée, ni brûlée, parce que Boerrhaave & de Haën sont pour M. Mesmer deux hommes inimitables.

Mais quelques étonnantes que soient les scènes passées chez M. Mesmer, elles ne vaudront jamais celles qui ont été jouées sur le théâtre de Gassner, & dont on a vu quelques échantillons à son article. La puissance de ce Thaumaturge a été si forte sur le moral & sur le physique des femmes, qu'on a dit de lui qu'il avoit autant de pouvoir sur les femmes, que tout homme en a sur les marionnettes; & cela est vrai.

Mais, s'il est vrai, s'il est incontestable qu'on puisse susciter des mouvemens convulsifs & les régir à volonté, dans certaines circonstances, à-peu-près comme on régit ceux des Pantins, sans avoir même recours à des conducteurs, au doigt ou à la baguette, moyens dont Gassner ne s'est jamais servi; que sera-ce, si on emploie ces moyens, comme on se sert de guides pour gouverner les chevaux, les diriger, graduer, accélérer leur marche & leurs mouvemens? Quelqu'un a dit que tout le pouvoir de cette magie étoit dans les yeux, & que si l'on bandoit ceux des Convulsionnaires, ils ne pourroient jamais obéir au commandement. C'est sans doute la raison pourquoi jamais rien n'a donné tant d'humeur à M. Mesmer que la proposition qui lui fut faite par les

Médecins de la Faculté qui fuivoient fes expériences, de bander les yeux à Mademoifelle Berlancourt, pour favoir ce qu'elle éprouveroit, à l'approche de ces Meffieurs. M. Mefmer s'eft brouillé avec toutes fes connoiffances, avec les Puiffances, avec tous les Savans, avec toutes les Académies de l'Europe, avec M. Deflon, avec M. le Roux, avec M. Laribaux même : il s'en eft confolé ; il n'a jamais pu pardonner à ces Médecins de lui avoir fait une pareille propofition (Voy. *fon Précis hiftorique*): il eft même forti de fon caractère, jufqu'à dire qu'il les avoit *congédiés* de chez lui. Ah, M. Mefmer, vous ne deviez jamais vous fervir d'une pareille expreffion.

La poffibilité, la facilité même d'exciter des mouvemens convulfifs (toutesfois les yeux de la patiente ou du patient ouverts), étant admifes ; qu'en réfulte-t-il pour l'avantage de l'Art ? S'enfuit-il, par exemple, que lorfqu'un homme fera vraiment malade, aura un coup de fang, une forte attaque d'apoplexie, il ne faudra pas le fecourir promptement, foit avec les faignées, fi elles font

indiquées

indiquées, soit avec les secours ordinaires. Parce qu'un Charlatan pantaloné sur son théâtre, faudra-t-il laisser mourir cet apoplectique, ou faudra-t-il lui donner ce que MM. les Magnétisans appellent une crise? Celui-ci en a, Dieu-merci, une assez forte. Si un homme reçoit un coup d'épée à travers la poitrine; s'il se démet la cuisse ou l'épaule; s'il a une fièvre avec des redoublemens violens, faudra-t-il laisser mourir l'un, faute de saignée, magnétiser un estropié, donner une forte crise à celui dont la violence des redoublemens fait craindre pour la vie, ou faire avancer une batterie magique & magnétique de baquets, d'instrumens, de baguettes, d'arbustes fleuris pour secourir des malades en danger, & qu'on est sûr de sauver par les moyens connus?

Le Magnétisme n'est donc pas applicable à tous les cas; il ne l'est qu'à une classe particuliere de malades, à ceux dont l'état leur permet de boire, de manger, de dormir, d'aller chez M. Mesmer, c'est-à-dire, pour les maux que produisent le plus souvent l'oisi-

Q

veté & les richesses, comme certaines maladies nerveuses, sur-tout celles qui sont sujettes à des accès, à des retours périodiques ou non, telles que l'épilepsie & l'hystéricie. On peut ajouter encore celles que M. Mesmer attribue à des obstructions, c'est-à-dire, celles qu'il ne connoît pas ; car, toutes les fois que ce grand Homme a annoncé des obstructions aux malades, & qu'ils sont morts, ce qui est souvent arrivé, l'ouverture de leur corps a prouvé qu'il n'y avoit point d'obstructions.

L'emploi du Magnétisme se réduit donc au traitement de deux principales maladies, c'est-à-dire, à celles que Gassner traitoit avec tant de succès, & qui se sont manifestées si souvent, sur la tombe de Pâris, sous le nom de *Convulsions*, & sous celui de *Crises*, chez M. Mesmer & chez M. Deslon. Mais en donnant de fortes attaques d'épilepsie ou d'hystéricie, comme ces Messieurs prétendent en établir la nécessité, s'ensuit-il que ces maladies soient mieux connues, mieux traitées, mieux guéries ? S'il étoit permis de tirer cette conséquence, on pourroit donc conclure que plus on eſt malade, plus on ſe porte bien; que tous ceux qui ont fortement danſé ſur le théâtre de Gaſſner, ou ſur la tombe du bienheureux Diacre; qui ont eu de fortes attaques à la Sainte-Chapelle, à S. Price, ſont guéris? M. Meſmer aſſure le contraire, pour les malades d'Allemagne, ajoutant que leurs maladies ſont revenues; nous, nous diſons que ceux de France, tous ceux qui ont eu des convulſions ſur la tombe de Pâris, en ont eu, toutes les fois qu'ils ſe ſont trouvés dans des circonſtances favorables pour en avoir, une fois, dix fois, vingt fois, & autant de fois que l'occaſion s'en eſt préſentée, qu'ils ſont encore prêts à en avoir, & que preſque tous les épileptiques, qui demandent aujourd'hui des ſecours, ont été à la Sainte-Chapelle & à S. Price, où ils ont éprouvé les plus fortes attaques. Il ne ſuffit donc pas d'être Convulſionnaire, ou fortement épileptique, pour être guéri des convulſions ou de l'épilepſie. C'eſt une ſinguliere médecine que celle qui, pour guérir quelqu'un de la manie, de la folie, prétend qu'il faut en donner des attaques, & jusqu'à la mort. Telle est, cependant, la doctrine qu'on cherche à soutenir aujourd'hui. A moins de prendre tous les hommes pour des automates, on ne peut pas leur tenir un pareil langage. C'est ainsi, néanmoins, qu'on abuse de la crédulité de certains hommes, en essayant de leur persuader qu'on a fait une découverte. C'est ainsi que Mad. Bernis, Mad. de Fleury, M. de la Jonquiere, &c. &c. ont été abusés jusqu'à la mort, qui est le seul moment où les sots se corrigent.

Résumé général & Conclusion.

Il résulte de ce qu'on vient d'exposer que le Magnétisme ayant eu son régne dans le siécle passé, n'a offert que des résultats absurdes, & que tous les Médecins magnétiques ont été couverts de ridicule; que les idées un peu raisonnables qu'on trouve dans les écrits de M. Mesmer ne lui appartiennent pas ; que celles qui ne le sont point, c'est-à-dire, la plupart des extravagances qui y sont consignées, telles que son hydroscopie ou la vertu de son sixième sens, au moyen duquel il voit à travers les murailles, la faculté qu'il a de faire varier le cours du sang, lorsqu'on saigne en sa présence, celle qu'il s'attribue de rendre le bois, le papier, les chiens même magnétiques, de magnétiser les cadrans, les arbres, la lune, &c. &c. sont de lui, ainsi que la sublime découverte du baquet, (celle de la baguette ne pouvant lui être accordée, à moins de le mettre en procès avec tous les magiciens); que l'ensemble de ses propositions n'étant qu'un tissu énigmatique de suppositions, ou de contradictions, ne mérite le nom ni de doctrine, ni de système; que l'existence du fluide universel, de l'agent dont M. Mesmer dit se servir, n'a jamais été prouvée par lui, quoiqu'elle l'eut été par Newton, au moyen de deux thermomètres placés dans le vuide; que ses connoissances en Physique, en Physiologie, en Médecine étant pitoyables, & ses succès en Médecine parfaitement nuls, les titres d'*homme de génie*, de *bienfaiteur de l'humanité* qu'il se donne, le nom de *Magnétisme animal* qu'il dit avoir donné à une propriété de l'homme analogue à celle de l'aimant, qu'on trouve dans Vanhelmont, dans Kircher, &c, & dans nos dictionnaires, avec la même acception, la perfection qu'il promet à la Médecine & toutes ses autres promesses & visions sont autant de traits risibles de jactance, d'ignorance & de charlatanerie; qu'ayant manqué de génie, ainsi que des connoissances qui étoient nécessaires, il n'a pu donner à ses idées sur le Magnétisme, ni l'étendue, ni le développement, ni le charme que Kircher & Wirdig leur avoient déja donnés; qu'il a été au-dessous de tous les Auteurs systématiques par le défaut de lumieres & de capacité, mais qu'il l'a emporté sur tous par l'obscurité, par les énigmes & par l'art de mettre les hommes à contribution; que ses moyens ne ressemblent qu'à ceux des prétendus sorciers ou magiciens, & des jongleurs d'Amérique; que les secours, qu'il dit pouvoir en dériver, sont purement illusoires & de nul effet; que les mouvemens qui en résultent quelquefois, soit par l'effet du prestige, de l'imagination frappée, de l'imitation, ou d'un jeu auquel les malades se prêtent, ne sont que des effets momentanés, semblables aux convulsions observées autrefois sur le tombeau de Pâris, chez Gaffner, &c, & ne peuvent être considérés comme des *crises* ou révolutions critiques, puisqu'ils n'en ont ni le caractère, ni l'effet, n'étant accompagnés ni d'évacuations critiques, ni de ces changemens avantageux qu'on observe quelquefois dans les maladies & qui y mettent fin, mais comme des accès qui se renouvellent à chaque instant, & à commandement, tels que ceux dont on vient de parler, sans jamais terminer les maladies ; que M. Mesmer n'a donné pour cent louis, que des choses risibles, ou fausses, ou illusoires, ou chymériques ; ce qui est prouvé par le témoignage de tous les vrais Savans qui ont été à portée d'en être instruits, & entr'autres par la déclaration formelle du seul homme, parmi tous ceux qui l'ont suivi à Paris, en état de le juger & de l'apprécier, c'est-à-dire, d'un Médecin de la Faculté de Paris, & de l'Académie Royale des Sciences, M. Berthollet, qui ne pouvant plus tenir à une pareille charlatanerie, s'eſt retiré de chez M. Meſmer, le 2 Mai 1784, en laiſſant ſur le bureau, la déclaration ſuivante.

Déclaration de M. Berthollet, Docteur Régent de la Faculté de Médecine de Paris, & de l'Académie Royale des Sciences, ſur le Magnétiſme animal.

« Après avoir fait plus de la moitié du cours
» de M. Meſmer, du mois d'Avril 1784; après avoir
» été admis dans les ſalles des traitemens & des
» criſes, où je me ſuis occupé à faire des obſerva-
» tions & des expériences, je déclare n'avoir pas
» reconnu l'exiſtence de l'agent nommé par M. Meſ-
» mer, *Magnétiſme animal;* avoir jugé la doctrine
» qui nous a été enſeignée dans le cours, démen-
» tie par les vérités les mieux établies ſur le ſyſtême
» du monde & ſur l'économie animale, & n'avoir
» rien apperçu dans les convulſions, les ſpaſmes,
» les criſes enfin qu'on prétend être produites par
» les procédés magnétiques, (lorſque les accidens
» avoient de la réalité), qui ne dût être attribué
» entièrement à l'imagination, à l'effet méchanique
» des frictions ſur des parties très-nerveuſes, & à

» cette loi reconnue depuis long-tems, qui fait
» qu'un animal tend à imiter & à se mettre même
» involontairement dans la même position dans la-
» quelle se trouve un autre animal qu'il voit, loi de
» laquelle les maladies convulsives dépendent si sou-
» vent. Je déclare enfin que je regarde la doctrine
» du Magnétisme animal, & la pratique à laquelle
» elle sert de fondement, comme parfaitement chy-
» mérique, & je consens qu'on fasse, dès ce mo-
» ment, de ma déclaration, tel usage qu'on voudra.
» *Signé*, BERTHOLLET ».

Ce 2 Mai 1784.

On est donc en droit de conclure qu'une semblable doctrine, posée sur de pareils principes, pratiquée par de semblables moyens, ne peut se soutenir qu'à la faveur du prestige & du mensonge; ne peut séduire que ceux que prennent ou qui ont intérêt de prendre les chimeres pour des réalités, des illusions pour des faits, & ne sauroit faire de tous ceux qui la mettront en usage qu'une troupe de pantalons & de baladins, plus dignes du mépris public que de tout autre sentiment.

En supposant à cette doctrine quelques partisans désintéressés & de bonne foi; s'accoutumant à prendre ainsi des visions pour des découvertes, la nue pour Junon, & rapportant tout au Magnétisme, on ne les verroit occupés qu'à rendre raison de toutes les histoires, de toutes les inepties qu'on trouve dans les livres; qu'à expliquer, par exemple, comment Pyrrhus guérissoit les hommes en les touchant; comment les Rois de France & d'Angleterre ont le privilége de guérir, en touchant de même, l'un les écrouelleux, l'autre les épileptiques; comment un saludador en Espagne, guérit quelqu'un en lui soufflant dans la bouche, ou en lui crachant au visage ?

On verroit se renouveller, de nos jours, toutes les idées superstitieuses, toutes les chymeres, tous les contes dont on endort les enfans, l'histoire de la poule noire, celle de la dent d'or, celle des vampires, celle des cures magnétiques, celle de l'hydroscope du Dauphiné, celle de la baguette divinatoire, celle des talismans, enfin tout ce que la raison éclairée de l'expérience a reprouvé. Tout ce que les lumieres de la Physique ont proscrit

& fait oublier depuis long-tems, reviendroit pour subir, non une révision, mais une nouvelle explication. On demanderoit, sérieusement, par exemple, comment la vue de l'homme tue le basilic, qui n'a jamais existé? A force d'être crédule, on finiroit par croire à la magie, au sortilege, à l'histoire de la barbe bleue, de Robert-le-diable, aux revenans, aux sylphes, aux farfadets, à l'évocation des démons, au sabat où le diable préside sous la forme d'un bouc, enfin à toutes les inepties, à toutes les absurdités possibles. On ne verroit que des imbéciles, des visionnaires, des idiots ou des fripons; & nous en aurions l'obligation à un Suabe, qu'on appelle Mesmer.

Il est certain que ce seroit un beau présent fait à une Nation éclairée. Les choses sont au point aujourd'hui, que si l'on n'arrête un pareil vertige, il est à craindre que des gens même de l'art, dupes d'abord de leur crédulité, & méconnoissant, après, toute la noblesse & la dignité de leur profession, ne la dégradent enfin, soit en gesticulant auprès des malades, soit en plaçant chez-eux des baquets, soit en soutenant, par des écrits, qu'une gesticulation ou un attouchement semblable à celui qui excite le rire, peut être un moyen de plus, offert à l'art de guérir ; tandis qu'on sait, à n'en pouvoir douter, malgré le soin qu'on a pris de le taire, qu'aucun traitement magnétique n'a eu quelque apparence de succès, qu'autant qu'on y a joint l'usage des secours ordinaires ; ce qui prouve, à la fois, le ridicule & le néant de l'un, la nécessité des autres, & la mauvaise foi des nouveaux Gesticulateurs.

Nous finirons par l'exposition du secret du sieur Mesmer, qu'un homme sensé vient de nous donner, dans les vers suivans :

> Qu'on dise que le soufre a dans son phlogistique
> Des ressorts pour lancer la vertu magnétique !
> Qu'on cherche à la trouver dans l'électricité,
> Dans le phosphore ou bien dans le fer aimanté !
> Que t'importe, Mesmer, un effort inutile !
> Pour trouver ton secret, il faudroit être habile ;
> Tu le tiens renfermé dans la tête des gens ;
> Et les vapeurs des fous sont tes premiers agens.

FIN.

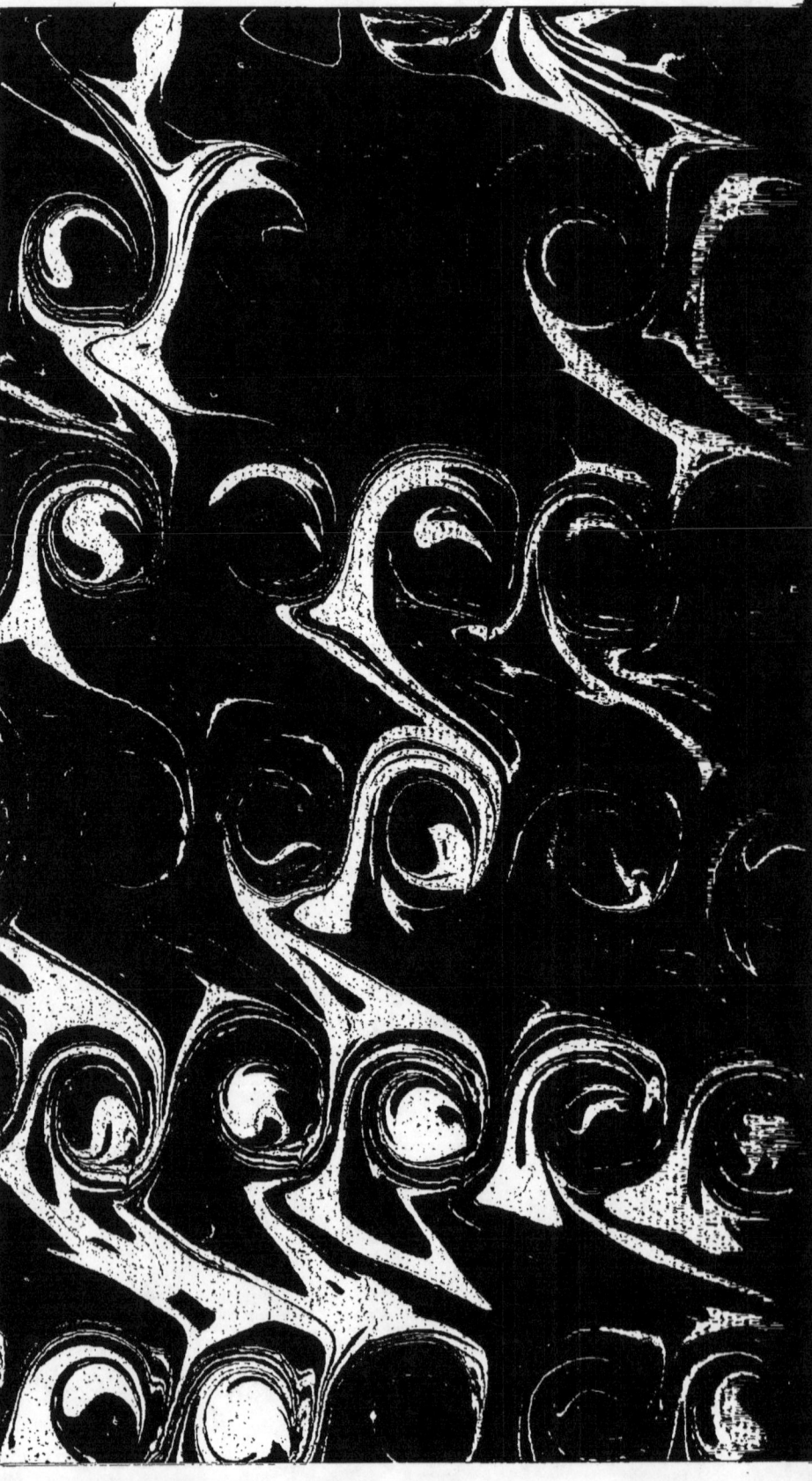

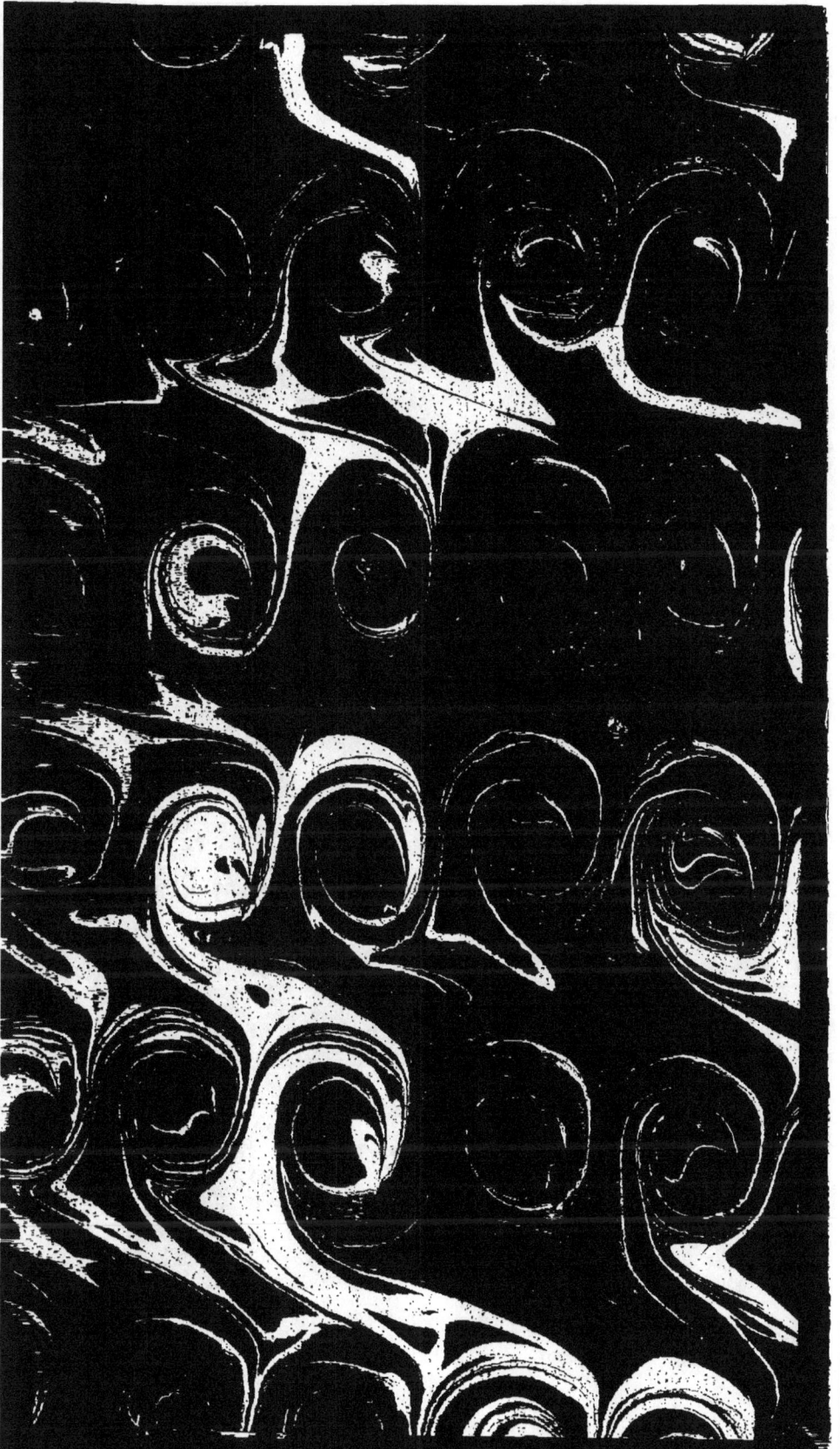

www.ingramcontent.com/pod-product-compliance
Lightning Source LLC
Chambersburg PA
CBHW050332170426
43200CB00009BA/1560